社區高齡健康促進

葉至誠　著

出版心語

　　近年來，全球數位出版蓄勢待發，美國從事數位出版的業者超過百家，亞洲數位出版的新勢力也正在起飛，諸如日本、中國大陸都方興未艾，而臺灣卻被視為數位出版的處女地，有極大的開發拓展空間。植基於此，本組自民國 93 年 9 月起，即醞釀規劃以數位出版模式，協助本校專任教師致力於學術出版，以激勵本校研究風氣，提昇教學品質及學術水準。

　　在規劃初期，調查得知秀威資訊科技股份有限公司是採行數位印刷模式並做數位少量隨需出版（POD＝Print On Demand）（含編印銷售發行）的科技公司，亦為中華民國政府出版品正式授權的 POD 數位處理中心，尤其該公司可提供「免費學術出版」形式，相當符合本組推展數位出版的立意。隨即與秀威公司密集接洽，雙方就數位出版服務要點、數位出版申請作業流程、出版發行合約書以及出版合作備忘錄等相關事宜逐一審慎研擬，歷時 9 個月，至民國 94 年 6 月始告順利簽核公布。

執行迄今，承蒙本校謝董事長孟雄、陳校長振貴、黃教務長博怡、藍教授秀璋以及秀威公司宋總經理政坤等多位長官給予本組全力的支持與指導，本校諸多教師亦身體力行，主動提供學術專著委由本組協助數位出版，數量逾60 本，在此一併致上最誠摯的謝意。諸般溫馨滿溢，將是挹注本組持續推展數位出版的最大動力。

本出版團隊由葉立誠組長、王雯珊老師以及秀威資訊科技股份有限公司出版部編輯群為組合，以極其有限的人力，充分發揮高效能的團隊精神，合作無間，各司統籌策劃、協商研擬、視覺設計等職掌，在精益求精的前提下，至望弘揚本校實踐大學的辦學精神，具體落實出版機能。

實踐大學教務處出版組　謹識

民國 104 年 6 月

序 言

世界衛生組織（WHO）在《活躍老化：政策架構》報告書中，將身體健康（health）、社會參與（participation）和安全保障（security）視為活躍老化政策架構的三大支柱。如何長期維持活絡的身心機能、樂活養生、過著身心愉悅的老年生活，創造生命的另一個高峰，是高齡者人生重要的課題。世界衛生組織提出，健康促進的五大行動綱領，其首要則為制定健康的公共政策，因此，在因應高齡社會的需求下，建構一個符合長者健康需求的健康促進政策，是當務之急的首要工作。

人口高齡化將導致勞動人口下降、依賴人口上升，健康照護與社會保險及福利支出增加，因此抑制經濟成長與生活水準。換言之，社會應重視人口高齡化的趨勢，並鼓勵個人儲蓄以減輕未來老人人口對社會保險的依賴，同時推動各相關協助措施，以期高齡者能尊嚴的迎接長青社會的來臨。參酌內政部「老人狀況調查報告」可知：臺灣在一九九三年高齡人口數（超過六十五歲者）達一百四十九萬人，占總人口數百分之七點零九，高齡人口比例已超過聯合國所訂定的標準，成為人口高齡化之國家；目前高齡人口為二百八十萬人，占總人口近百分之十二。而在於農村，根據臺灣地區農業統計指標顯示，農村地區人口數為三百二十三萬人，同時請領老農津貼人數為七十三萬人，估算農村高齡人口應至少占農村人口的百分之二十二點六五，遠高於都會地區。我國老人日常生活主要活動為「與朋友聚會聊天」、「從事休閒娛樂活動」及「照顧孫子女」為主，參與社會活動的情形以「環保活動」、「宗教活動」、「休閒娛樂」為主，而沒有參加進修服務活動高達百分之九十以上，相對於先進國家，我國在老人健康促進的推廣上仍有許多努力空間。

隨著老年人口的快速成長、平均餘命逐年延長，帶來慢性疾病與功能障礙的盛行。而根據過去文獻資料指出，老人健康常有多重慢性病，以致

醫療費用高，且日常活動功能障礙率及慢性病罹病率都隨著年齡增加而急遽上升。因此，已開發國家正積極試驗對衰弱老人及其他有複雜性、慢性與功能障礙群體提供照護，尋求可行有效益之照護模式，以解決人口快速老化，照護需求及醫療照護費用不斷上升的壓力。

社區高齡健康促進不論其知識基礎還是專業理論，以至具體的工作方法、技能，都具有科學性。是結合包括：醫學、社會學、心理學、社會工作、行為科學等，這些學科都有專門的系統理論和科學的知識。依據這些理論與知識，對需要解決的老年健康議題進行務實的探究、科學的分析，制定出具體的工作方法與措施，以期提供長者健康增進的作為。為此，在社區高齡健康促進的作為上係以：「健康促進——活躍老化」、「健康社區——老有所安」、「多用保健——少用健保」為軸心。

健康促進——活躍老化

二○○二年世界衛生組織（WHO）提出「活躍老化」（active ageing）觀念，已成為 WHO、OECD 等國際組織對於老年健康政策擬定的主要參考架構。為了使老化成為正面的經驗，長壽必須具備持續的健康、參與和安全的機會，因此活躍老化的定義即為：使健康、參與、和安全達到最適化機會的過程，以便促進民眾老年時的生活品質。此一定義正呼應 WHO 對健康的定義：身體、心理、社會三面向的安寧美好狀態。因此，高齡社區健康促進的實施與推展，是要促進長者的身體安康、心理安適、社會安寧，並且使老年人維持自主與獨立的生活。

推展社區健康促進工作宜把握理論與實踐的相互關係，既能系統地梳理健康行銷的脈絡和現實環境，也能深入地認識社區健康促進的各種觀念、理論、價值、實務模式和方法技巧等。旨在能根據社會情境、歷史分析，整合地思考健康社區的介入模式。

在社區高齡健康促進的實施，引介「社區照顧」（community care）的方式，該觀念源於一九五〇年代的英國，著重「經由親戚、朋友、鄰居與志工等非正式服務網絡，加上正式的社會服務機構來共同照顧高齡族群」。拓展社區照顧的理念，運用「在社區內照顧」（care in the community）、「由社區來照顧」（care by the community），以及結合政府、專業者與社區合力照顧高齡族群（care with the community）。藉由社區自發性及組織性的運作過程而凝聚共識，及建構衛生保健施政的多元化基礎網絡，激發民眾產生自主、自發地參與動力，以由下而上的方式，對於自身所處的社區環境與健康問題能夠進行分析並願意共同參與，共同建立健康生活的支持環境，實踐健康的行為，強化社區健康促進與自我管理能力，投入健康增進的研商，共同營造健康的社區，以促進高齡者的生活品質。

健康社區——老有所安

所謂健康社區促進工作就是指把健康的資源和社區的資源，透過社會服務的橋梁有機地聯繫起來，並經由專業工作的理念和方法，把這些資源輸送至有需要者，從而推動健康及社區相關層面的協調和更好地發展的專業活動。

人類壽命的延長，事實上是人類追求的目標。個體生活的目的，不外追求活得久及過得好，生命期的向後推移。人口的老化，正是人類追求生命意義的實現，它是一種人類生活目標的體現，也是一種成就的標準。高齡社會是發展的趨勢，是現代科學的成就。因此，聯合國教科文組織（UNESCO）就曾以六十五歲以上老人人口所占的比率，作為衡量社群發展程度的重要指標。高齡社會展現了進步的意義，但銀髮革命也對社會產生了極大的衝擊，包括財政、經濟、政治、醫藥、照護、建築、商業、教育及家庭等層面。

　　健康國民是國家的最大資產，國民體能是國力的具體象徵，也是國家競爭力的關鍵因素、國家現代化衡量的指標之一。此外，老齡化的來臨，促使我們省視教育實施的變革，將學校教育延伸至終身教育，將校園教育拓展至社區教育。由於嬰兒出生率的降低，各級學校入學學生減少，學校的衝擊必須嚴肅看待。但危機中蘊含轉機的寓理，對生命的另一端充滿教育引領的可能，由於老人人口的快速增加，老人教育機會的提供，將是一項急遽的需求，如旅遊學習、海外研習、老人寄宿所活動、第三年齡大學、長青學苑等，型態也愈來愈多樣化，參與人數倍增，將帶動老人教育的另一番氣象。回應老人福利工作不僅及於經濟維繫、醫療照護、安養保障等消極作為，更在於健康促進、社會參與、終身教育等積極服務，以新思維看待長者的需求滿足，以新作為拓展長者的生活視野，使「老有所養」、「老有所安」、「老有所學」、「老有所尊」成為迎接高齡社會的體現。

多用保健——少用健保

　　保持身心健康與滿足福祉需求，是每個人的基本權利。由於生理的變化，高齡者對於醫療的需求遠高於青壯年人口。根據健康保險局的統計：我國健保支出於占人口結構百分之十的老年人，其健保的總支出居於總量的百分之四十。隨著高齡化的加劇，若未能有效引導將使健康保險的財務支給逐漸擴大。老年人的健康服務是必須正視，許多與慢性疾病有關的預防、控制、治療及照護，醫療照護體系過去往往將之視為個別、被動看待，也就是單純以專業的角度執行老人醫療照護，實際上對老人健康議題，須著重於「健康增進及醫療照護」兼籌並顧，規劃一個系統化的健康醫護體系，鼓勵整合相關資源，以促進健康的增進。社區高齡健康營造活動正是體現該項思維，結合政府與公益團體的共同推動，以社區營造的參與方式，

根據社區健康議題，讓居民學習與解決問題，引導社區建構其追求健康與福祉的具體目標。

　　隨著醫藥衛生、科技發展、民眾生活及教育水準普遍提升，平均壽命延長了，伴隨而來的是罹患非傳染性疾病的人口持續增加。世界衛生組織（World Health Organization, WHO）指出，全球死亡人口中近三分之二是因非傳染性疾病死亡，包括心血管疾病、癌症、慢性呼吸系統疾病及糖尿病等，而這些疾病與缺乏運動、不健康的飲食、抽菸及酗酒等不良的生活行為息息相關，更是引起肥胖、高血壓、高血糖、高血脂等問題的重要因素。人民的健康生活可以透過社區過程加以營造，健康生活社區化的理念，是強調要增進國民運動健身的觀念，並期望可激發民眾對健康的關心與認知，自發性地參與或結合衛生醫療專業性團體，再藉由社區互助的方式，共同打造健康社區。為老年人提供社會保障和社會服務，解決老年人的社會問題。有助導引並提升我國社會安全保障的實務運作，促使老年人能夠參與社會生活，幸福安度晚年，達到「老有所尊，老有所安」具體的體現。

　　筆者服務於敏惠醫護管理專科學校，學校一以貫之的辦學特色是各專業領域，皆與「健康促進，醫療照護」息息相關，作為一所以健康增進為主軸的學校，這項辦學宗旨體現於促進老人的生理健康、心理快樂、社會圓融，使老人享受健康快樂的生活。為此，積極結合中華民國社區發展協會及實踐大學二水家政中心，共同於彰化二水及臺南柳營推動「社區高齡者健康促進活動」。該活動分別擇定二水家政中心及臺南市柳營太康、中興社區先行試辦，對高齡者健康促進社區服務與輔導方案，提出前瞻性推動願景，以期達到長者健康促進，增進身體健康及生活品質。當能落實著重平日保健工作，減少醫療需求，亦可因少用醫療資源，發揮健康保險的效益，利人利己。並能成為一項示範，將試辦成效推展至其他各社區。期盼能拋磚引玉引發更多專業探討、關懷與行動，為期推動該作為，爰將所規劃的理念、方案、做法等彙集成冊。感謝秀威資訊科技公司及實踐大學出版組的玉成，方能付梓呈現。知識分子常以「金石之業」、「擲地有聲」，以形容對論著的期許，本書距離該目標不知凡幾，唯因忝列杏壇，雖自忖所

學有限，腹笥甚儉，然常以先進師長的著作等身，為效尤的典範，乃不辭揣陋，敝帚呈現，尚祈教育先進及諸讀者不吝賜正。

葉至誠　謹序

簡　介

　　社區高齡健康促進是一項綜合性科學的實踐，強調科際整合，以自然科學（如醫學、護理學、解剖學、生理學、營養學、藥理學、流行病學）、和行為科學（如社會學、心理學、人類學、社會工作）為基礎的實踐知能。並運用各種相關的知識，進行社區的推展，以促進高齡者健康增進，減少醫療照護的困擾。簡言之，是站在應用的層面，從社區健康促進的角度，發揮「多用保健──少用健保」的成效，增進高齡者的社會參與及健康生活。

社區高齡健康促進

目　次

社區高齡健康促進

第一章　社區高齡健康促進概論

前言

　　臺灣是世界上人口老化速度最快的國家之一。一九九三年，我國的六十五歲人口比率已跨過百分之七的人口高齡化（aging）國家門檻。隨著戰後嬰兒潮人口進入老化期，預計至二〇一七年老年人口比將上升到百分之十四，進入高齡國家行列，期間不到三十年。預期二〇二五年，臺灣老人人口比將達百分之二十，進入超高齡（super aged）國家的行列。到了二〇四〇年代，臺灣人口中將超過三分之一是老人了。屆時社會將是白髮蒼蒼踽踽而行的世界。人口老化可能帶來的健康照護、社會照顧需求增加、成本升高；勞動力老化與減少、甚至勞工短缺；年金成本升高與稅收減少；退休期間長與生活期待高等挑戰，我們若無法預為因應，其後果將不堪設想。

　　為因應高齡化社會的來臨，提供並增進高齡化社會產業所需之高齡者生活照顧及運動與休閒指導等方面之專業知識與技能訓練，進而逐步培養專業之高齡者居家照顧專業人才，並提升優質之高齡者生活健康與運動休閒產業之質與量、解決高齡化人口照護之人力問題。

壹、重視高齡者健康生活

　　隨著老年人口的快速增加造成健康照護的衝擊與照護需求的增長，老年人的健康問題已成為臺灣健康照護政策的重要議題，進而對老年人健康

促進的重視。健康保護和健康促進是老人照顧中很重要的概念，而推動健康促進（health promotion）之目的在增進老人最大潛力、縮小老化所產生的影響、增進生活品質與生命意義。根據世界衛生組織（WHO）提出「活躍老化」（active aging）概念，是指以健康、參與、安全達到最適化機會的過程，以便促進民眾老年時的生活品質。健康促進活動的有效推展，對於老人休閒參與、生活品質皆有裨益；並且能減低慢性病困擾、降低寂寞感與憂鬱狀況，達成成功老化的目標。健康促進生活型態包括適當營養、運動休閒、壓力處理、健康責任、發展社會支持系統及自我實現等。健康促進生活型態之評估項目，包括：

表 1-1 　高齡者健康生活項目

項目	內涵
自我實現	包含生活有目的、朝個人目標發展、對生命樂觀及有自覺與正向發展的感覺。
健康責任	包含能注意自己健康、與專業健康人員討論健康保健、參加有關健康保健的活動等。
適當運動	能從事規律性運動或休閒性活動。
飲食營養	包括日常飲食型態與食物選擇。
人際支持	能發展社會支持系統：如親密的人際關係、與他人討論自己的問題、花時間與親密的朋友共處。
壓力處理	包括睡眠、放鬆自己、運用減輕壓力的方法等。

（資料來源：作者整理）

隨著國民對於健康促進知識的普及，越來越多民眾重視健康的概念，包括飲食及生活習慣等，許多研究也針對個人健康促進的需求及評估有所探討，然而隨著環境影響人民健康狀況的概念越趨受到重視，社區的健康已成為健康促進重要的議題。政府推動事項工作有幾項重要的階段，表述如下：

表 1-2　我國推動健康促進的重要階段

計畫	時間	內涵
社區健康營造	一九九九年	透過有組織、有系統的民眾參與及運作，將最基本、必需的健康服務，普及到社區中的每一個人、家庭及群體中，透過全方位的社區健康營造，將所有資源及需求互相串連，使得每個人在支持性健康環境中，扮演助人、自助及互助的角色，並藉由各個專業團隊的合作，共同營造健康的社區。
健康生活社區化	二○○二年	結合不同的專業力量，激發民眾主動參與，建立社區居民自決健康照護需求優先順序機制，並由居民共同建立健康生活支持環境，透過居民互相支持，實踐健康的生活，共同營造健康的社區，達到全民健康的目標。
社區健康環境與空間營造計畫	二○○三年	藉由民眾的學習與參與，創造健康的支持性環境與空間，以社區居民健康的生活為出發點來考量所建構的環境、設施，並透過公共參與的過程達到健康環境營造的目標。除了硬體環境空間的建置外，亦配合社區健康營造之策略，透過參與的過程，建立學習的機制及能力，並整合鄉鎮市現有組織資源或相關體系，使民眾對健康新價值產生共識，發展後續的健康促進行動，並能落實健康生活之實踐，於社區推動健康環境空間之建置。
臺灣健康社區六星計畫	二○○五年	以產業發展、社福醫療、社區治安、人文教育、環境景觀、環保生態等六大面向作為社區評量指標，期望打造一個安居樂業的健康社區，並規劃十年內達到全國一萬個健康社區的成果目標。

（資料來源：作者整理）

健康社區（Healthy Community）的概念來自於「健康城市」，世界衛生組織於一九八六年創立健康城市計畫，目的是為了整合健康政策與城市政策，提升市民的生理心理健康及對於居住環境的認同，無論對於改善環境、市民健康服務、乃至社區營造教育，均有賴政府與民間力量的投入，達到全民健康與地方實施健康促進為原則，根據 Ashton（1992）對「健康城市」的倡議，認為其發展與內涵，可分為三個階段：

表 1-3　健康社區演進歷程

階段	年代	內涵
以衛生觀念為重	十九世紀末	傳染病蔓延加上城市缺乏良好的環境、飲水及食品衛生，人民及城市的健康狀態極差，因此當時的城市政策以重視衛生觀念（sanitary idea）為主。
以治療觀念為重	一九三〇年至一九七〇年	傳染病已受控制，但因二次世界大戰，使人民及城市健康狀態處於戰火之中，故此期間的城市政策改為重視治療為主。
以健康觀念為重	一九七〇年以後	隨著各國經濟發展的榮枯，各城市間發生不同程度的成長或衰退，尤其是一九八〇年代的世界性經濟不景氣，使得許多國家的城市都受到不同程度的影響，城市間發展的差距擴大，故在一九八六年時，WHO 開始展開一連串「健康城市計畫（Healthy City Project）」運動，希望藉由此運動的推行，改善城市的問題；並藉由市民參與和公私部門協力合作共同推動此計畫，使城市居民能過著健康的生活，此時期的城市政策以改善社會環境為首，因此這階段又被稱為「新公共衛生（The New Public Health）階段」。

（資料來源：作者整理）

健康社區必須有環境的支持，而此環境並非單指生活周遭硬體之環境，還包含居住資源的通路和活力化的機會，支持性環境以永續發展為目的，強調資源與責任的公平性，且也強調生態資源與人類的相依性，包括社會、政治和經濟等面向。

貳、關懷老人的健康促進

人口老化是促使慢性病罹患率增加的主要原因之一，除此之外，肥胖、不健康的生活飲食型態、缺乏規律運動、精神環境不佳，也是誘發中老年病的危險因子。許多研究證實加強教育宣導，高危險群健康促進，早期發

現、早期治療及建構完善之重要工作，是慢性病防治的重要工作（柯及林，2011）。老年人罹患急性疾病時的特徵與年輕人的主要不同在於老年人的急性疾病往往是多重病因、表現不典型、若不及時治療病況可能急速惡化、一般治療療效較差、復原緩慢、疾病及治療的後遺症發生率較高、病癒後常需長期照護體系的介入，因此當老年人罹病時，往往不常是單一器官系統的疾病表現，也因此常需借助各專科之間的合作來完成老年人的疾病照護。

　　近年來，提倡健康促進生活型態一直是國際衛生保健的潮流，高齡人口的生理健康、心理需求及健康促進方式，乃至於高齡人口是否適應於老年期之生活而得以享受心理與社會之幸福感，是值得重視的。因為人類隨著年齡的增加，身體機能也會逐漸的衰退。醫療服務的精進，雖使現今的老人預期壽命的增加，但活得長久並不保證活得快樂，醫療的發展能延長壽命，卻不一定能有效解決老年人的健康與提升生活品質。國人的生活型態隨著世界潮流飲食西化、勞動漸少，再加上老化，疾病型態由傳染性疾病轉為慢性疾病。

　　自醫學專業角度，個人行為是造成慢性疾病的主要原因，個人若執行健康促進活動則可降低疾病的發生及死亡。是以，鼓勵高齡者的健康行為，不僅可減少老年族群醫療支出，更可提高老年人的生活品質。此外，在生理健康及心理健全的需求下，健康促進是老人生活品質的關鍵因素，促進高齡者健康活動的參與，使老人皆能從事適當的活動與運動，促進老人健康，實為衛生福利政策的努力方向。

表 1-4　人口老化對應政策

機構	方案
行政院	「建構長期照護體系先導計畫」（二〇〇〇至二〇〇三） 「照顧服務福利及產業發展方案」（二〇〇二至二〇〇八） 「長期照顧十年計畫」（二〇〇七） 「人口政策白皮書」（二〇〇八）

內政部	「加強老人安養服務方案」（一九九八至二〇〇八） 「友善關懷老人服務方案」（二〇〇九至二〇一二）
衛生福利部	「老人長期照護三年計畫」（一九九八至二〇〇〇） 「醫療網第四期計畫──新世紀健康照護計畫」（二〇〇一至二〇〇四） 「社區老人健康促進」（二〇〇七） 「全人健康照護計畫」（二〇〇五至二〇〇八） 「老人健康促進計畫」（二〇〇九至二〇一二） 「高齡友善城市」（二〇一二）
教育部	「邁向高齡社會老人教育政策白皮書」（二〇〇六）

（資料來源：作者整理）

　　為因應高齡化社會的來臨，同時考量我國目前所面臨三大處境，一是我國人口未來老化速度遠高於歐美先進國家，二是家庭結構以小家庭為主，並多為雙薪家庭，三是家庭所能提供的照顧功能愈趨式微。是以，提供並增進高齡化社會產業所需之高齡者生活照顧及運動與休閒指導等方面之專業知識與技能訓練，進而逐步培養專業之高齡者居家照顧專業人才，並提升優質之高齡者生活健康與運動休閒產業的質與量、解決高齡化人口照護的人力問題，更顯得必要及迫切。

表 1-5　社區健康人才培育

項目	方案
重視需求	兼顧高齡者生理、心理與社會等全方位發展之需求，主要目標在提供高齡者導論、身體活動與老化、成人發展與學習、高齡者福利、體適能、生活藝術等與高齡者生理與心理健康及高齡者運動與休閒生活等相關知能。
多元培育	專業、跨領域課程學習，整合老人健康、成人發展、家庭生活教育、運動與休閒指導等跨領域，針對高齡者身心照顧與運動休閒管理之人力資源需求設計專業課程，進而提升自身的專業能力。
服務理念	導入服務學習理念，將導入服務學習的理念，與社區及社會福利機構、高齡者長期照顧養護型及安養機構共同合作，使修習者能獲得高齡者生活照顧及運動與休閒指導等方面之專業技能訓練，透過服務學習實際提供高齡者有關生理與心理健康之輔導，協助高齡者提升其健康與生活品質，並更進一步培養對高齡者之尊重與關懷。

（資料來源：作者整理）

　　人口老化是世界各國共同面臨的變遷經驗，惟各國的老化速度與經驗
不盡相同，相較於歐美先進國家有五十至一〇〇年的時間因應準備，而我
國由高齡化社會邁入高齡社會僅約二十四年左右，由高齡社會轉變為超高
齡社會更縮短為八年，顯示我國人口老化的歷程將愈來愈快。二〇〇五年
政府推出健康社區六星計畫，其目標為建立自主運作且永續經營之社區營
造模式，強調貼近社區居民生活、在地人提供在地服務、創造在地就業機
會、促進地方經濟發展。並強化民眾主動參與公共事務之意識，建立由下
而上提案機制，厚植族群互信基礎，擴大草根參與層面，營造一個永續成
長、成果共用、責任分擔的社會環境，讓社區健康發展，臺灣安定成長。
及推動全面性的社區改造運動，期望以產業發展、社福醫療、社區治安、
人文教育、環保生態、環境景觀等六大面向的全面提升，打造一個安居樂
業的健康社區。

參、健康促進活動的定義

　　健康的積極定義，不僅是減少疾病與失能的發生，更希望維持良好的
身體與心智功能，進一步促進社會、心理層面的發展。是以，社區高齡健
康促進是一項綜合性科學的實踐，強調科技整合，以自然科學（如解剖學、
生理學、營養學、藥理學、流行病學）、健康科學（如生物醫學、運動醫學、
護理學）、和行為科學（如社會學、心理學、人類學）為基礎的綜合運用，
並使用各種相關的知識，進行實踐的作為，以提升高齡者的健康品質。基
此，是居於應用的角度，從高齡者對健康的期待，應用科際整合方式，體
現於社區中。除了提供身心功能障礙者，或缺乏自我照顧能力之失能老人
長期照護和醫療服務外，對於絕大多數老人的預防保健與健康促進，更應
積極擬定各項預防策略，並進一步建構友善老人之生活環境，營造無歧視

且悅齡親老的社會觀念，方能積極維護高齡者健康活力及尊嚴，延緩身心功能的退化，讓老人享有健康活躍之老年生活。

根據世界衛生組織對於健康的定義來看，所謂的健康是指：身體、精神及社會生活中的完美狀態。所以，健康促進就應從「生理」、「心理」以及「社會」三個層面著手努力，使這三個層面的互動能達到最佳的和諧狀態。「醫學」在人類發展的歷史久遠，發展的終極目標並非在於消極性的「醫療治病」，而是在於教導人們「如何預防疾病的發生，進而促進健康」。因此，政府如何結合基層醫療及社區資源，一同為民眾建構一個完善的健康照護網絡，讓民眾可以由「健康促進」、「疾病預防」、到「疾病治療」及「長期照護」都可以得到一個完整的照護，是提升國人整體健康的重要措施。

二十世紀八〇年代晚期，越來越多研究健康行為的專家學者思考健康的決定因素，認為健康不只是消極地「維護」，而是更需要積極地「促進」，造成健康促進運動的興起。WHO 的《渥太華憲章》將健康促進定義為：「使人們能夠強化其掌控並增進自身健康的過程。」健康促進（health promotion）的概念源自：

表 1-6　高齡者健康生活項目

提出者	年代	內涵
Leavell & Clark	一九六五	藉由增進個人之身心健康、改變其感受性，提高對致病因子之對抗能力，以朝向個體安適、促進其健康的目標。
Pender	一九八〇	應用預防性健康行為的概念模式來闡述個體的健康促進。
Green	一九九一	健康促進是指結合教育的和環境的支持，使民眾能採取有益健康的行動及生活方式。
Green & Kreuter	一九九一	健康促進活動是包括結合教育、組織、經濟及環境上的支持而對健康有所助益的行為，相關因素可以分為三部分：身體活動、營養狀態與社會支持。

（資料來源：作者整理）

在我國社會加速老化，高齡人口日增之時，面對高齡人口遽增趨勢，未來社會資源的分配、家庭組成方式，以及子女和年老父母的居住與奉養

關係等，勢將有所影響與改變。因此，社區高齡健康促進旨在適時回應現階段老人需求，提升老人生活品質，確保老人在長期照護、健康照顧、經濟安全、居住交通及社會參與等相關需求，獲致滿足。同時，引導高齡者參與，高齡者具有豐富的經驗，故應整合高齡者、政府與企業界的合作夥伴關係，以及年輕人與年長者雙向互動的學習夥伴關係，利用高齡者學習經驗的薪火相傳功能，傳遞知識與技能，另一方面結合企業合作夥伴關係，擴充對高齡者的訓練及技能的發展。社區高齡健康的目標，包括：

　　一、落實健康促進及預防照護普及化及社區化的目標。

　　二、發揚社區營造及社區參與的精神，發展在地特色。

　　三、發揮照顧社區化的功能，建立社區參與支持系統。

　　四、透過在地化的社區參與，使高齡者留在社區生活。

　　五、減緩家庭照顧的負擔，提供成員適當的喘息服務。

　　健康社區可以透過各類自主性終身學習組織，持續發現危害社區健康的因素，提出解決方法，並且落實執行；對外結合公私及專家資源，對內溝通協調整合，以減少環境危害，營造健康安全的公共空間，形塑健康生活，照顧弱勢，建立自尊與認同，來滿足居民的健康需求（陳錦煌，2005）。由此觀之社區擔負了提升老人生活品質，建構長期照顧體系，以及支持家庭的任務，在社區中推動健康促進活動，實具重要意義。

肆、健康促進活動的原則

　　二十世紀末至二十一世紀初，健康與福祉已被聯合國認定為有關老人的兩大議題。為積極迎向高齡社會，聯合國一九九一年通過「聯合國老人綱領」，提出獨立、參與、照顧、自我實現、尊嚴等五要點，以宣示老人基本權益保障之共同目標。健康促進的終極目標是要讓個體獲得正向的健康結果，同時，健康促進行為應該融合於生活型態中，深入落實到生活的各

層面，讓個體終其一生都有正向的健康體驗。《渥太華憲章》提出健康促進要將重心放在社區，以達到態度及行為的改變，先進國家在二十世紀即提出健康促進的政策，強調預防保健服務、民眾主動參與健康計畫、創造支持性健康環境的重要，以促使民眾落實健康生活型態。

健康促進是屬於積極的做法，主要是因具有防範未然的意義，讓個體達到更健康的狀態，而不是等到疾病發生後再來加以治療。健康促進活動是高層次的幸福完滿及自我實現，而非僅著重在減低危險或避免疾病的行為。諸如：「臺灣健康社區六星推動方案」中，政府希望推動全面性的社區改造運動，透過產業發展、社福醫療等多面向全面提升，打造健康社區。而在社福醫療面向中，即以發展社區照護服務為重要策略，主要的施政計畫是「建立社區照顧關懷據點實施計畫」，盼使得生活照顧及長期照護服務等工作可就近社區化，由在地人提供在地服務，建立社區照顧自主運作的模式，以符合當地居民的生活需求，並將長期照顧制度與社區照顧連結。社區照顧關懷據點（以下簡稱據點）主要提供老人「餐飲服務」、「關懷訪視」、「電話問安、諮詢及轉介服務」、「健康促進」等各項服務。

表 1-7　社區照顧關懷據點的服務項目

項目	方案
健康生活化	以提供中老年人健康促進為重心，進行「健康檢視，運動處方」，搭配活動安排多元、多樣、生活化。
學習終身化	以實用為主，可充分應用在日常生活當中，再加上健康資訊，作為提升生活品質的終身學習場所。
活動多元化	涵蓋飲食營養、人文藝術、醫療保健、生態保育、運動休閒，以能滿足人員的需要。
教材生活化	所規劃課程，以健康增進提升生活品質為目的，簡易活潑具生活化。
教學生動化	所聘任師資搭配學生服務學習，以融入社區高齡者的互動，能瞭解學員需要，引領學習生動化的要求。
地點社區化	校區深入各社區，除了有助於社區老人健康生活外，更有利於各地區的推展深根運動。

（資料來源：作者整理）

　　「健康社區」是一種計畫或策略，目的在促進並維護社區居民的健康，同時凝聚居民的健康意識、創造健康的生活環境，並強調決策過程的重新建構，將權力轉移至地方層次，使民眾擁有充分參與公共事務的權力，以健康為公共政策的中心，最終目標是為了促進、保護及維持該社區民眾的身體、心理及社會三方面的完全健康，在此空間中居民的健康必須有環境的支持，針對相關定義整理，人類的健康必須有環境的支持，健康行為才有發生的可能性，健康社區是一種計畫或策略，目的在促進並維護社區居民的健康，同時凝聚居民的健康意識、創造健康的生活環境，進而將此健康概念落實並扎根於社區文化之中，使社區朝向健康的方向永續發展。Beattie（1991）年提出的健康促進推動模式或可參考。此模式包含兩個向度：介入的形式（專家權威、可協調的）和介入的層面（團體、個人），再分為四個面向：

表 1-8　健康促進推動模式

機構	方案
健康說服	以學習者為中心的健康知識提供，像 SARS 防疫機制中的「抗 SARS 政令宣導」。
個人諮詢	透過體驗式學習、情境分析、價值澄清、自主學習等，經由個別化的主動參與增強技能和自我效能，提供相關的健康諮詢及輔導。
健康環境	推動立法、政策創造健康政策與支持性的健康環境，幫助個人瞭解環境，形成議題，研擬制度與法令。經由同質性的專業或組織，與不同領域，溝通協調，營造健康環境。
社區發展	經由親身參與，小組合作學習，創造參與社區學習機會，提升自我的健康價值觀和行動力；也經由面對共同問題，從開放、批判、溝通協調中凝聚共識，尋求共同終極關懷的價值或目標來共事。

（資料來源：作者整理）

　　世界衛生組織（WHO）於二○○二年提出「活躍老化」（active ageing）核心價值，認為欲使老化成為正面的經驗，必須讓健康、參與、和安全達到最適化的狀態，以提升老年人生活品質，這也是目前國際組織擬定老人

健康政策的主要參考架構。由此模式說明，健康促進應由個人健康走向社區生活環境的健康，也由威權的健康教育、指導，走向參與者自我學習、組織培力學習機制。對於健康促進活動的辦理效果，如：

表 1-9　健康促進推動效果

功能	內涵
增加人際互動	對老人有身體變好、心情健康快樂、增進社會參與、增加與社區之互動、增長保健知識、加強飲食營養等具體效果。適度的運動可以促進血液循環及新陳代謝，增進身體機能，預防疾病發生，使老年人能應付日常生活中的工作而不覺得自己逐漸衰老，進而達到健康與快活的人生。增加老人與周遭人們互動，擴大老人生活活動空間，藉由學習不同課程讓老人的心充滿活力。
促進身心健康	提供社區老人一個可參加活動的空間，促進保健養生。健康促進活動，靜態請衛生所人員講解各種病症保養與預防。動態方面長輩能運動身心，帶動唱方式能相互照應、切磋。健康促進活動、團體操作，讓老人由被動養成自動運動的習慣，進而願意自己也會在家運動。
提供健康預警	健康促進活動可以讓參與的老人養成運動的習慣，助益個人的身體健康。可預先測知健康狀況能提早就醫。
增進弱勢照顧	健康促進活動能藉此對社區弱勢老人提供協助。除了生理上，藉由此活動結聚老人，帶給他們心靈上的快樂（尤其是獨居老人），達成：減少老化，紓解寂寞，腦力激盪，飲食照顧。
鼓勵社會參與	健康促進活動讓老人有一個舞臺發揮才藝。在辦理健康促進活動時若能增加老人的參與，例如以社區老人特殊才能來規劃開班（如太極拳、氣功班師資即為長者本身）則更能發揮長者能力。下棋要運用頭腦思考保持清新避免老化，打球能靈活身體加強血液循環、新陳代謝、促進健康，唱歌能舒暢身心、有益健康。

（資料來源：作者整理）

　　鑑於老人福利服務資源分散各相關社會，亟需仰賴結合政府部門與民間力量，整體性提供老人所需各項服務措施，透過積極強化各單位的協調共識，除提供資源相互共用，避免重複配置，更能展現老人福利相關措施的全貌。健康促進可以透過各類自主性終身學習組織，持續發現危害健康的因素，提出解決方法，並且落實執行；對外結合公私及專家資源，對內

溝通協調整合，以減少環境危害，營造健康安全的公共空間，形塑健康生活，照顧弱勢，建立自尊與認同，來滿足居民的健康需求。

結語

隨著高齡化的趨勢，老人保健、老人醫療及健康促進等方面，都是現今受關注的議題，二〇〇二年聯合國在老化問題世界大會，關注如何將老人融入社會各層面、擴展老人角色，以及活力老化等政策議題。也因社會的進步與經濟的繁榮，人們的生活愈來愈文明，對於身體的保健較以往重視，國人的身心健康在醫療上得到改善，使平均的壽命不斷延長，老年人生活上所面臨的問題，除了社會、經濟、醫藥及生理等方面外，最重要是健康促進行為。一九九九年聯合國宣布該年為「國際老人年」，許多辦理健康促進活動時，已結合醫院、健康服務中心、社區健康營造中心等提供衛生保健服務，可從整合公私部門資源著手，提高連結社區資源之便利性，以提升規劃健促活動的能量。健康背景的支持性環境以永續性及生態性為最基本之內涵，亦即為了達到支持性環境的永續，周遭資源必須生生不息的提供現在及未來世代的需求，而在服務規劃、服務目標研擬與服務策略思考等方面，應由社區（或承辦團體）自行推動，透過民主程序由志工討論產生解決方向，政府並應輔導社區增加方案規劃、健康促進服務推動與效果評估的能力，方能真正落實健康促進活動於社區，提升老人福祉。

社區高齡健康促進

第二章　高齡者健康促進的需求

前言

　　世界衛生組織（WHO）對健康的定義：身體、心理、社會三面向的安寧美好狀態，「活躍老化」提供了追求健康的方向，不應侷限於沒有疾病。活躍成功的老年生活，應追求從身體、心理、社會等多方面的健康，進而使老年維持自主與獨立，亦能參與社會經濟文化等事務，提高生活品質，才是老年生活應追求的目標。因此，「活躍老化」代表了一種更著重自主與參與的老年生活，其層次較成功老化更為進階。所以，世界衛生組織（WHO）定義「活躍老化（active aging）」為：使健康、參與、和安全達到最適化機會的過程，以便促進民眾老年時的生活品質。期待老人家持續地參與社會、經濟、文化、靈性與公民事務，維持活躍，積極參與家庭、同儕、社區甚至國家的活動，因此，未來政策或計畫須將心理健康和社會連結，也須以促進老人身體健康為依據，讓老人擁有自主性及獨立性。

壹、健康促進觀念的發展

　　「活躍老化」的意涵為：提高每一位老年人生活品質，使老年人可以保持健康、快樂參與和安全達到最適化機會的過程。此定義呼應了世界衛生組織對健康的定義：身體、心理、社會三方面的美好狀態，以及著重基

層健康照護的做法。因此，促進心理健康與社會連結的政策或計畫，與促進身體生理機能健康同等重要，並且維持老年人自主獨立生活，這是當前的目標與方向。

隨著醫療科技進步，國人平均餘命延長，又因社會結構及價值觀之變遷，少子化現象，加速高齡化社會的來臨，因應即將面對之高齡社會需求，納入新興重要議題：高齡化社會所引發新的需求與問題，向為政府及民間關注的焦點，因此亟待及早規劃及提出因應對策。全世界人口老化為共同現象，因此，高齡者照護已成為各國政府施政的重要目標，若僅觀察老年人口對青壯年人口之扶養負擔，臺灣於二〇一〇年約每六點九個青壯年人口扶養一位老年人口，至二〇六〇年將每一點二位青壯年人口就要扶養一位老年人口，所帶來的中老年健康照護需求，日益重要。

對老人的服務是一種連續體的概念，一端是健康的老人住在家中，能照顧自己，提供的是支援性、補充性的服務；隨著老人失能程度增加，老人的照顧服務等級隨著往上提升，老人可能從居家照顧服務、日間照顧（托老）服務，然後接受機構照護服務。為了因應當今時代潮流與民眾生活的需求，我們應探討臺灣的老人福利及照顧服務。隨著高齡化社會的來臨，「活得老，更要活得好」的觀念逐漸被重視。

一九四五年健康促進概念首次提出，Henry E. Sigerist 以為健康的促進很顯然地在預防疾病，但有效的預防仍須有特殊的保護措施，例如：傳染病控制、衛生設備、婦幼衛生和職業衛生。並將這項深具開創性的作為區分為四個部分：

第一、健康的促進（the promotion of health）。

第二、疾病的預防（the prevention of illness）。

第三、疾病的復原（the restoration of the sick）。

第四、身體的復健（the body of rehabilitation）。

認為「藉由令人滿意的居住水準、良好的工作條件、教育、文化，以及休息和娛樂的方式來促進健康」，並呼籲政治家、工業界、勞工界、教育界和醫學界須共同努力，才能達到健康的目標。

　　健康促進的觀念是透過良好的生活習慣及適宜的休閒方式促進健康。此觀念於一九八六年的世界衛生組織（WHO）在渥太華（Ottawa）舉辦第一屆健康促進國際會議，制定了《渥太華憲章》，對於健康促進的闡釋：「健康促進是一個過程，經由這個過程使人們能夠控制其健康決定因子，並因而改善他們的健康。」《渥太華憲章》除了明確指出健康促進的定義外，更重要的是提出達成健康促進的五大行動綱領：建立健康的公共政策、創造支持性的環境、強化社區行動、發展個人技巧及調整衛生服務的取向，要將重心放在社區，以達到態度及行為的改變，因此先進國家在二十世紀即提出健康促進的政策，強調預防保健服務、民眾主動參與健康計畫，更重要是創造支持性的健康環境，以促使民眾落實健康生活型態，以作為落實健康促進的具體方向。

表 2-1　社區健康促進的推廣

項目	內容
建立合作夥伴關係	強調社區資源整合，以關懷站為據點，作跨機構、跨部門、跨領域資源的整合，建立共同參與、分享、合作與支援的夥伴關係。讓社區的人際網路更為活絡，強化社區意識帶動整個社區蓬勃發展。
民眾的賦權與充能	以自主管理模式，制定相關落實規範，明訂權利與義務，依能力特質分組，讓每個人都能發揮所長，並登錄參與時數，提報優良事蹟，以提升滿意度、參與度及知能。
鼓勵志工積極參與	藉由志工持續教育、充分授權、賦予責任，拓展服務面向，鼓勵積極社會參與，創造更多社區健康營造的尖兵。
培育青年學生投入	培養學生志工參與社區服務：與社區之學校做資源連結，以培養學生志工，增進青少年人格發展，並培養社區的生力軍。
拓展長者社會參與	鼓勵長者參與社區活動，例如傳染病防疫宣導活動、重陽敬老表演、畢業典禮表演、花博表演、阿公阿嬤活力秀、運動會、慢跑活動等，藉由社會參與，關心別人、關懷社會，達到活躍老化之目標。

（資料來源：作者整理）

　　世界衛生組織在二〇〇五年曼谷舉辦健康促進會議中揭示《健康促進曼谷憲章（Bangkok Charter on Health Promotion）》，健康促進是有計畫的結合教育、政治、法律和組織支持，為促成個人、團體和社區具有健康之生活狀況所採取的策略或行動。如美國疾病管制局推動學童走路通學方案，增加學童規律運動的重要性，及學習安全步行的技巧，並創造出更多的社區步行空間。另外，在澳大利亞的國際心臟基金會因應不同型態人的活動情形，建置每天能增加活動機會的支持性空間，包括從走路很慢的行人到初學腳踏車者等，都有適當活動的空間，且能持續有較多的身體活動。希望透過國際間的合作，達成各國健康前景的永續發展。綜合言之，健康促進為增進個體與團體的健康認知，導向正確的心態及積極的態度，以促使行為改變，並尋求身心健康的方式，來提升生活滿意。

　　我國借鑑世界的潮流及趨勢自一九九九年開始推動「社區健康營造」計畫，希望藉由整合社區資源，促進民眾更重視自身及社區的健康，建立具有自主照護能力的健康社區。此一計畫的推動可說是我國社區健康促進的重要起源，而後無論是政府或是民間團體皆致力於推廣社區的健康促進活動。醫院雖是以提供醫療照護服務為主的機構，但近年來健康促進醫院思維也漸漸導入我國醫療機構之中，許多醫院也申請加入健康促進醫院的會員，健康促進的範疇有越來越廣的趨勢。

貳、社區健康推動與需求

　　「健康促進」其定義為一種強化自我察覺，影響態度，辨識可行方法，致個體能在充分訊息下選擇改變行為，使自己的身、心、健康達到最高狀態，進而改變其所生存的環境。由於平均餘命的延長，老年人口逐漸增加，加上疾病型態改變，使得中老年病的防治工作與保健的重要性與日俱增。而隨著中老年病人口的增加，針對這些功能受損者提供長期照護，更是重

要的議題。我國依 OECD 國家的經驗為例，提出「在地老化」(aging in place)為我國長期照顧政策發展的目標，其目的是希望避免世界過度機構化之缺點，使照護成本降低，讓有照護需求的民眾能延長留在家庭與社區中的時間，保有尊嚴而獨立自主的生活。然而，支持老人留在社區中生活的相關資源仍有不足，未來的發展應以強化社區中的居家支持服務為主，結合社區中長期照護服務與醫療服務資源，提供有需要的老人及其家庭具整合且持續性的照顧服務，盡量做到在老人居住的地區，就地提供其所需要的服務。老人長期照顧工作是一條漫長、辛苦的旅程，非親身體驗是無法感受的，因照顧工作者首先必須具有體力，進而兼具包容性、接納性及耐性等特性才能勝任照顧工作，而這實非個別照顧者所能獨立承擔的，它需要整個照顧團隊支持系統的建構和支撐，所以它也絕非目前的非正式家庭支持網路就能承擔。

　　健康促進包括倡導個人和社區的健康認知，改變態度以促使行為的改變，及尋求改善健康的方法。高齡社區健康促進是一種投資而非消費教育，可幫助老人瞭解社會變遷、預期變遷和應付變遷；亦可使老人瞭解其身心的變化過程，更可幫助老人學習扮演新角色的技能，「增加認知」、「改變態度」及「尋求方法」正是社區健康促進的本質。這些策略亦同樣的運用在社區及解決造成不健康的社會問題上。而健康社區是指人類的健康必須有環境的支持，健康行為才有發生的可能性。健康社區是一種計畫或策略，目的在促進並維護社區居民的健康，同時凝聚居民的健康意識、創造健康的生活環境，進而將此健康概念落實並扎根於社區生活之中，使社區朝向健康的方向永續發展。社區健康發軔於著重診斷社區內的各種疾病死亡率及罹患率，逐漸拓展至以預防性健康服務及健康的公共政策為導向。健康社區是指在多層次中不斷進行的過程，視個人與社區為一整體，使所有的服務系統均以健康為主要的取向，使社區朝向健康的方向永續經營。當社會日漸重視人口結構的改變，老人健康問題及需求被廣泛討論。老年人的健康促進需求可歸為多個主題，包括：健康保健、疾病預防、病痛處理、情緒困擾、用藥資訊、家庭支持、社會參與等。

　　隨著社會經濟發展，國民生活型態及飲食習慣的改變，我國民眾的疾病型態從過去的傳染性疾病改變為以慢性疾病為主。由於人體罹患慢性疾病後通常無法將疾病根除，病人需要從日常生活及飲食中改善，以避免疾病惡化，因此，近年來無論是政府或是民間相關團體都致力於推動健康促進各項活動，例如：健康飲食、健走及健康有氧運動等，並且加強民眾增進健康知識，提升個人健康管理的能力。而當社區意識的興起，社區健康促進的概念也在逐漸形成之中。「健康促進是一個過程，經由這個過程使人們能夠控制其健康決定因子，並因而改善他們的健康。」對於健康的界定，參酌 Hancock 及 Duhl 所提出社區的健康型態，包括下列條件（Hancock and Minkler, 1999）：

一、乾淨而且高品質的生活環境。

二、穩定且可以持續的生態系統。

三、強而有力且互相支持的社區。

四、居民能對社區事務積極參與。

五、能滿足城市居民的基本需求。

六、藉多元管道獲得不同的經驗。

七、多元且具有活力的社區活動。

八、能發揮特質並尊重地方文化。

九、社區民眾有共同期待的遠景。

十、提供市民有品質的醫療服務。

十一、社區居民有良好的健康狀況。

　　一九七四年，Lalonde 發表加拿大人的健康新觀點（a new perspective on the health of Canadians）指出醫療照護對健康的影響僅有百分之十，生活型態才是影響健康的最重要因子，打破了長久以來的醫療迷思（Baum, 2002），社區健康促進的主要目的在於促進並增進居民的健康。由於國民對於健康促進知識的普及，越來越多民眾重視健康的概念，包括飲食及生活習慣等，其中社區健康是一種可以解決特定族群，或是社區的健康狀況及健康問題所訂定的方法，經由發現問題及需要的資源，可作為衛生單位或是社區健

康照護者來擬定解決的方案，以最有效率的方式來達成該特定族群的健康
需求，其內涵如下：

表 2-2　Beattie 健康促進推動模式

項目	內涵
具有特定族群	社區評估的對象基本是要有一群人，並且此群人具有某種共同關係存在或共同問題發生，須整體解決。
可運用的資源	社區健康評估的過程不只是去發現問題，必須同時瞭解有多少資源（人力、物力、財力等）可用以解決該社區的健康問題。
有效率的方案	必須做優先順序的抉擇，使資源可以做到最合理的分配利用，達到最大效益。在執行任何活動之前，要先去瞭解活動的需求，將此需求當成主要依據；瞭解個案的需求後，後續的需求評估也是不可或缺的一環。

（資料來源：作者整理）

　　人們的需求可以透過適當的診斷程式，包括收集資料、使用資料，用
以作為活動的方向或價值及實務上的決定。綜合國內外學者的論點可得
知，藉由需求評估的過程，能夠瞭解社區民眾的健康狀況，分析民眾最重
要的健康議題，進而規劃適合目標族群的健康促進活動，藉由團體的力量
改善個人不健康的生活型態，提升個人及社區的健康水準。從社區深耕健
康概念，透過社區民眾的參與及專業人士的協助共同發掘社區的健康議
題，並結合社區資源推動各項社區健康促進活動。我國於一九九九年開始
推動「社區健康營造」計畫，藉由社區民眾的參與，共同營造支持性環境，
促進民眾擁有健康的生活型態。從二○○二年起政府更將社區營造計畫納
入「國家發展重點計畫」之中，試圖將健康促進的理念從個人層面推廣到
社區，乃至城市及國家，以達成健康臺灣的最終目標。

　　隨著社會經濟發展，國民生活型態及飲食習慣的改變，我國民眾的疾
病型態從過去的傳染性疾病改變為以慢性疾病為主。由於人體罹患慢性疾
病後通常無法將疾病根除，病人需要從日常生活及飲食中改善，以避免疾
病惡化，因此，近年來無論是政府或是民間相關團體都致力於推動健康促
進各項活動，例如：健康飲食、健走及健康有氧運動等，並且加強民眾增

進健康知識，提升個人健康管理的能力。而隨著社區意識的興起，社區健康促進的概念也在逐漸形成之中。在眾多社區健康的計畫中，首推由世界衛生組織所進行的「健康城市計畫」，即二○○七年 WHO 公布了「友善老人健康城市」的指標。從評估社區健康需求、擬定健康議題的優先順序到發展適合的社區健康促進服務型態的具體模式，仍有待加強。而政府更應因應世界潮流規劃政策發展，新政府目前強調增加健康投資、提升醫療品質，創造雙贏的方向下，發展生技、中醫藥、觀光醫療及醫療資訊等產業。以臺灣老人人口快速成長，老人相關政策及銀髮族相關產業等高度重要的照護體系卻顯著落後。政府若能妥善規劃與投入，制定具有全面視野的老人健康照護政策，相信必可創造一個新世紀優質的老人醫療保健政策。建立成功規劃的模式與機制，除解決臺灣老人社會問題外，兼及推動臺灣優質老人生活環境與經濟活力，必可帶動經濟發展，同時帶動產業發展的前瞻性並推廣到國際，以發揮新政府經濟政策的特色。基於此，宜就國內社區健康促進的需求，發展適用於社區健康促進作為及服務的系統，分析社區居民現在及未來可能的健康需求，裨益全面推動健康促進。

參、社區健康照護的建構

為保障老人權益，除現行維持身體健康、保障經濟安全、提供生活照顧相關措施外，亦須同步規劃更具前瞻性與發展性的老人福利服務，方能真正回應所有長者需求，積極維護老人尊嚴與自主，營造高齡友善的社會，使老人可以活得健康、有活力、有尊嚴。世界各國在二十一世紀皆提出促進健康的政策，並積極地導入疾病預防及「健康促進」（health promotion）的觀念。這是因生活形態及工作方式的改變，罹患高血壓、糖尿病等慢性疾病的人愈來愈多。疾病的預防固然是很重要的，但更重要的是如何讓民眾可以在疾病發生後，能獲得一個完善的治療及照護。因此，一個完整的

「健康服務模式」，不僅是要致力於「健康促進」及「疾病預防」的推展，更重要的是還要建構一個完整的「預防治療及照護」模式。因為，唯有替民眾建構一個從「疾病預防」到「疾病治療及追蹤」皆完善的社區健康促進網絡，才可以幫助每個民眾免於疾病之困擾及恐懼。同時先進國家民眾的健康問題，主要導因於人類生活型態和行為，因此，過去以疾病治療為取向的醫療模式，已不足以因應現代健康需求。健康社區不單是整個社區的健康狀況，也包含由個人、政府機構或民間組織所致力推行的各種措施和活動，而這些行動最終目標是為了促進、保護及維持該社區民眾的身體、心理及社會三方面的完全健康。

　　每個人生活形態的養成，源自於每個人之「家庭」。因此，要改善健康狀態、避免疾病的發生，就必須從每個「家庭」建立正確的健康觀念與生活形態著手，而社區正是協助家庭最直接與可及性最高的管道。要有效推展疾病預防及「健康促進」的觀念，不僅是要針對個人進行健康促進，同時也由其家庭、職場、學校及居住的社區等地方，推展各類健康促進方案，幫助民眾培養正確的健康態度及生活習慣，而這也是近來政府致力於推動社區健康營造計畫的主要原因。高齡化社會快速來臨帶來幾個訊息：

第一、傳統醫療照護體系對於老年化社會所衍生出迥異的健康需求未見得能妥善因應。

第二、高齡者健康促進政策規劃的速度與醫療機構的轉變必須能趕上人口老化的速度。

第三、必須著重整體性的高齡者健康具體作為，而非單一強調專科導向的片段式醫療。

　　健康社區理念源自於「健康城市」，主要是運用健康促進理念和原則，強調以社區的模式發展建構健康促進的行為，經由擬出符合當地社區所需的健康議題，達到健康社區之狀態。而下列幾項重點則是建構一個完善的社區健康促進網絡應考慮：

第一、社區健康促進專業人員或健康管理師的培訓。

第二、健康促進服務網絡的綿密性與服務的便利性。

第三、高齡者健康促進資訊機制的完整性與安全性。

第四、能協助社區高齡者健康風險評估制度的建立。

第五、能積極提供健康管理與健康有價觀念的推廣。

第六、於社區推動高齡者健康效益評量模式的建構。

第七、完整的健康促進網絡包含「預防」及「照護」。

健康社區與 WHO 所倡導的健康城市（health city）的概念是相同的，此定義強調決策過程的重新建構，並將權力轉移至地方層次，主要目的在於減少健康不平等、保護環境、加強社區行動，以及將健康意識置於都市政策之議程中。健康社區不單是整個社區的健康狀況，也包含由個人、政府機構或民間組織所致力推行的各種措施和活動，而這些行動最終目標是為了促進、保護及維持該社區民眾的身體、心理及社會三方面的完全健康。

表 2-3　社區性健康促進環境的面向

項目	內涵
社會方面	包含影響健康的規範、習俗和社會過程，現在多元社會的傳統社交關係朝威脅健康的方面改變，例如，增加社會孤立、剝奪凝聚有意義的生活和目的，或挑戰傳統價值和文化傳統。
政治方面	要求政府保證民主參與責任的政治政策和地方分權的資源，它也需要保證社會需求滿足、和平和改變資源的分配方式。
經濟方面	需要達成全體健康和永續發展資源的管道，包含安全和可靠技術的轉換。
文化方面	全面性的認可及運用技能和知識，包括決策和經濟，為了開發更加正面的支持性環境的公共建設，應該認可志願工作能力，且在社區組織的健康促進政策和結構發展有更積極的引導作用。

（資料來源：作者整理）

隨著醫療科技進步，國人平均餘命延長，又因社會結構及價值觀之變遷，少子化現象，加速高齡化社會的來臨；全世界人口老化為共同現象，因此，高齡者照護已成為各國政府施政之重要目標，健康社區乃是以世界衛生組織提出的健康促進理念與原則，強調社區發展（community development）的方式，來完成健康促進的行動，藉由民眾參與的過程，使專業者與一般民眾共同檢視影響社區健康的因素、定義社區的健康議題，並配合社區發展適用於當地社區之行動，推動創新的活動與健康的公共政策，一起解決社區健康的問題，也呼應世界衛生組織「健康城市」的世界趨勢，營造健康的社區。推動健康生活社區化，增進國民運動健身觀念，並激發民眾對健康的關心與認知，自發性參與或結合社工與衛生醫護專業性團體，藉由社區互助方式，共同營造健康社區。

肆、社區健康促進的實施

　　健康社區的定義，以渥太華健康促進行動綱領為基礎，強調環境改變與人們行為的改變，對於健康或健康品質的提升是有交互影響關係，因此範圍為健康環境面向的環境景觀與環保生態領域，並探討健康社區環境之永續性與生態性，使社區朝向健康的方向永續經營。學者 Hancock 及 Duhl（1986）將「健康城市」（health city）做一個清楚的描述，其定義為：「持續地創造並增進城市的物理及社會環境，同時強化其社區健康促進，使人們能夠相互支持，實行其所有的生活功能，並達到最大的潛能。」社區健康促進的目的在於促進並維護社區居民的健康，同時凝聚居民的健康意識、創造健康的生活環境，進而將此健康概念落實並扎根於社區文化之中，使社區朝向健康的方向永續發展。國外學者也指出一個良好的社區健康，不單單是整個社區，也包括個人、政府機構及民間團體，所以需要大家共同的努力，在政策方面須實施衛生教育以強化居民採取健康行為，促進社區民眾養成健康的習慣。

　　為增強家庭照顧老人之意願及能力，提升老人在社區生活之自主性，政府應或結合民間資源提供下列社區式服務：保健服務、醫護服務、復健服務、輔具服務、心理諮商、日間照顧、餐飲服務、教育服務、法律服務、

交通服務、退休準備、休閒服務、資訊提供及轉介服務、其他相關之社區式服務。社區高齡健康實施的策略必須有二個基本原則（Sundsvall Statement on Supportive Environments for Health, 1991）：

表 2-4　健康實施的策略必須有二個基本原則

項目	內涵
公平原則	公平是創造健康支持性環境的基本優先權，包括所有人所釋放能量和創造性的力量，所有政策以永續發展為目的，以達成責任和資源的公平分配為主題。
永續發展	必須認知到所有資源是相互依賴的，考慮到世代的需要，及當地人永續發展活動、獨特的精神、文化和環境關係。

（資料來源：作者整理）

　　為因應銀髮族對身心健康促進的需求，政府於「建立社區照顧關懷據點實施計畫」，其目的是鼓勵高齡者到關懷據點參加各種健康促進活動，延伸生活的觸角，讓他們的身心更健康。高齡化社會的快速變遷，伴隨而來的就是安養照護的迫切期待。老人社區健康促進服務以社會參與、社區安養、多元服務為規劃辦理原則。盱衡我國社會的特質，宜推動「社區安養」以提供居家式、可近性高的社區化服務，建立以社區為單位的照護機制，發展社區健康促進網路，以促進高齡者的生活品質與尊嚴。社區高齡健康促進視個人與社區為一整體，使所有的作為均以健康為主要的價值觀，健康社區（community health）與世界衛生組織所倡導的健康城市（health city）主要目的皆在於減少健康不平等、保護環境、加強社區行動，以及將健康意識置於日常生活中。

　　老年照護的健康議題除了現有醫療團隊的整合之外，也需要在日常老人健康照護之中投入健康促進的努力，如此才能促進老年人整體的健康狀況，而所謂完整的健康促進必須包含健康篩檢、疫苗注射、諮詢性介入、預防性藥物使用等等，依現狀而言則有以下幾個部分：

表 2-5　社區健康促進於社區推動的具體作為

項目	內涵
健康檢查	定期的健康檢查，並搭配個人化的健康風險評估，進行健檢項目的調整。
預防注射	包括流行性感冒疫苗、肺炎雙球菌疫苗等等。
健康管理	針對個別住民的健康狀況與需求進行系統化的管理，便於醫療團隊的加入。
疾病管理	針對盛行率較高的慢性病進行疾病追蹤管理，以掌握老年人的健康狀況。
衛生教育	老年人的健康維護有相當大的部分必須仰賴充分的衛生教育。
環境改善	老年人的健康維護中與環境因素有很大的關聯，例如老年人的跌倒便與居家環境有莫大的關聯。

（資料來源：作者整理）

　　因應我國如此快速老化的人口結構及大量的長期照護需求，又因老年人需求之多元化，亦須發展不同的健康促進模式，需要積極建立老人社區健康促進體系。其內涵包括：

表 2-6　老人社區健康促進體系的建構

項目	內涵
老人社區健康促進體系的建構	有鑑於目前的醫療體系是以醫院為中心，疾病分科化的情況提供醫療照顧，而老年人特殊的健康狀況與照護需求多未能於現有的醫療體系中獲得滿足，結果增加老人醫療費用的增加，對於老人健康及生存餘命的延長有限。老人社區健康促進體系的建構，以促進高齡健康生活功能維繫、提升自我增進能力及預防失能。
培育老人健康促進的專業團隊	老年健康促進原則在於瞭解高齡者的感受與期望，銀髮族的生活習慣及生理狀況不同於成年人、青年人，必須具有周全性老人健康促進的團隊做出正確的引導，強調生理機能的變化，制定明確的目標及推動以功能恢復為主體的復健，持續性追蹤管理老人健康狀況，避免多重藥物使用與藥物副作用，並注意到高齡者的需求，以延遲失能並提升生活品質。具備這樣健康促進能力的專業團隊，應包括：有老人專科醫師、護理師、藥師、復健師、營養師、心理師、社工師等專業團隊的人員。
落實社區健康促進的具體作為	社區高齡健康促進宜以「人為中心、家庭為單位、社區為基礎」，以健康促進為核心的整合服務，由於老年人的健康維護需要相當複雜的介入過程，絕非以單純的醫療服務。因此，老人保健服務應以生活、身體功能照護為主，疾病治療為輔的服務，來達成健康促進的需求，以建立有活力、快樂、尊嚴、智慧的老人健康社會總目標。

成立高齡者 健康促進 研究中心	面對臺灣人口日益老化，政府因應老化社會政策需求，成立銀髮者健康促進研究中心，規劃社區健康促進示範中心，以利由社區及公益組織來推廣。結合政府相關部門資源，進行老人健康危險因子調查計畫，以建立健康資料庫，提供政策規劃的參考，作為全面推動的依據。

（資料來源：作者整理）

結語

　　從國際間的發展經驗及我國的民情需要，均顯出我國推展在地老化政策的必要性，從二〇〇四年「社會福利政策綱領」，即明訂「落實在地服務」，強調老人以在家庭中受到照顧與保護為優先原則，各項服務之提供應以在地化、社區化、人性化，切合被服務者之個別需求為原則。此外，政府與民間應積極維護老人尊嚴與自主，形塑友善老人的生活環境。老化是人生必經過程，每個人都希望自己的老化過程能順利、圓滿，可保持老年期身體的健康，進而享受社區高齡人口健康促進與健康。隨著老年人口激增及其所帶來的相關問題，老人健康促進已日漸受到重視。社區健康促進活動應考慮老人真正的需求，包括老人對健康的定義，以期能發揮健康促進之最大效益，提供以老人為中心的社會參與，協助他們能達到成功的老化，並擁有舒適安康的晚年。

第三章　社區高齡健康促進規劃

前言

　　「高齡化社會」隨著人口結構的快速變遷而悄然君臨，伴隨而來的就是健康養生的迫切需求。臺灣面臨人口結構快速改變，在少子化及高齡化的衝擊下，醫療及財政負擔日益高漲，我們需要社區團體持續參與健康營造的工作，落實健康的生活型態，才能達到健康老化及提升生活品質的願景。二〇〇五年政府推動「建立社區照顧關懷據點實施計畫」，希望透過社區中各個民間團體，發揮社區自主參與的精神，能在社區中設置照顧關懷據點，就近照顧社區銀髮族。提供老人家一個熟悉、方便到達且溫暖有人情味的活動場所，不管是藉由志工外出關懷訪視或電話問安，透過餐飲服務或常態性的健康促進活動，均可增進老人與社區互動的機會，真正落實由在地人提供在地服務的目標。其目的是鼓勵銀髮族到關懷據點參加各種健康促進活動，並與生活背景相近的社區銀髮族相識，延伸生活的觸角，讓他們的身心更健康。

壹、社區健康促進模式的借鑑

　　人口比率是衡量一個國家或社會發展的重要指標。依據聯合國定義六十五歲人口比率達百分之七、百分之十四、百分之二十，分別代表進入「高齡化」、「高齡社會」、「超高齡社會」。臺灣已於一九九三年進入「高齡化」

社會，推估進入後兩階段的時間，分別在二〇一七年及二〇二五年。人口結構的老化是社會發展的成就，同時也是另一種挑戰。隨著醫療衛生科技的進步，國人壽命延長，加上嬰兒潮世代逐步邁入高齡，未來我國高齡人口將持續增加，建構適合高齡者持續保持健康生活的多元化社會環境，將有助緩和醫療照護負擔。

人口結構高齡化已成為全球趨勢，世界衛生組織（WHO）在二〇〇二年即已提出「活力老化」政策框架，以促進高齡者「健康、參與及安全」的生活；經濟合作發展組織（OECD）亦於二〇〇九年提出「健康老化」報告，建議各國高齡化政策應針對維持高齡者生理、心理及社會各方面最適化，使高齡者可以在無歧視環境中積極參與社會。根據衛生福利部就醫療支出分析：占人口結構百分之十的高齡人口，其使用醫療資源占總額的百分之四十。藉此可想而知，倍增的老年人口將成為健保沉重的負擔，此時，「預防」勝於「治療」的道理更顯得重要。綜上所述，老年人的保健政策，除了醫療之外，仍有其他健康維持方法，但一直為社會及個人所忽略，與其總是為「治標」的醫療費用傷神，不如多用心思於「治本」的疾病預防才是上策。

近年來，由於老化人口迅速增加，世界衛生組織及先進國家陸續針對老人健康方面，擬定方針，制定策略，使國家各層級重視健康促進的重要性，對健康風險作評估、監控與管制，期能達到預防保健的目標、完成年長者健康促進的心願，健康促進開始於人們基本上還是很健康時，即設法尋求能協助人們採行有助於維護和增進健康生活方式的社區發展和個人策略。一般來說，健康促進包含了衛生教育，且融入社會工作、組織行為、和環境保育等因素於一體的整合性作為（Green, 1979）。醫療科技不是提升健康的唯一途徑，而是包括各類促進健康、預防疾病的策略和活動，茲將資料整理如下表（國民健康局，2009）：

表 3-1　主要國家倡議年長者健康促進作為

國家機構	方案	內容
英國	二〇〇一年提出國家老人服務架構整合十年計畫	結合社會服務支持系統，增進老人自主平等與健康獨立，並獲得高品質服務，滿足其需求。
世界衛生組織	二〇〇二年提出活躍老化的概念	為各國健康政策的參考架構，指持續參與社會、經濟、文化等事務，能與家庭、同儕、社會互動，同時促進生理、心理與社會健康。
歐盟組織	二〇〇三年提出健康老化計畫	肯定老人的健康促進及社會價值，發展支持性政策，擬定健康老化指標，評估成本效益，發展改善生活型態策略，創造適合高齡者環境，推廣健康飲食、醫療照護、預防傷害、心理健康、社會參與等議題。
日本	一九九〇至一九九九年提出黃金計畫	鼓勵民間設立老人保健及福利綜合機構，讓老人有獨立有尊嚴；二〇〇二年提出健康增進法，以改善生活習慣為目標；二〇〇五年提出高齡化社會對策，建立終身健康、環境健康、照護預防服務。
美國	二〇〇七年提出二〇一〇健康老化計畫	全國健康促進和疾病預防目標，希望年長者能達到獨立、長壽、具生產力、高生活品質的狀況；同年提出美國老化與健康現況政策，以健康狀況、健康行為、預防保健服務與篩檢、事故傷害等四大類十五項指標明定老人健康監測指標。

（資料來源：作者整理）

　　過去健康促進的實施對象多著重在青少年或成年人，老年人很難與健康促進畫上等號，其實老年人亦是需要健康促進的群體。由研究顯示，推行老人健康促進所獲得的利益與年輕人相當（Mandle, 2002）。老年族群隨著年齡的增加，罹患慢性病及失能的危險性越高，如果無法使一個國家社會的老人健康狀態改善，則其所花費的社會及醫療成本將大大的提高。此外，根據研究指出，老年人對於健康促進活動的興趣更高於其他族群，例如：健康訊息的獲得、尋求健康生活方式的改變（Casert, 1995）。Walker、Volkan、Sechrist 與 Pender 在比較了老年人與中年人的健康行為後更指出，老年人執行健康行為的頻率較中年人高。老年人健康促進的能力或動機並

不低於其他族群。再者，老年人有時間及健康立即上的需要（Pender, 1988）。所以，老年人的健康促進是有其必要性與有效性。

依據行政院衛生署國民健康局二〇〇七年「臺灣中老年身心社會生活狀況長期追蹤調查」顯示，百分之八十八老人自述曾經被醫師診療至少有一種慢性病。超過半數老人自述至少有三種慢性病（徐瑞祥，2008）。以一九九四至二〇〇六年臺灣老人主要死因死亡率長期趨勢觀察，其中七個死因（惡性腫瘤、糖尿病、慢性阻塞性肺疾病、腦血管疾病、心臟病、腎病變、高血壓）是與生活型態有關之慢性病（Tsai, 2010）。由過去的研究文獻指出，個人若每天正常規律地吃三餐、不吃零食、養成規律運動習慣、充足睡眠、維持理想體重、不抽菸、不喝酒等健康生活則可延長壽命與減緩老化（邱珮怡，2000）。在未來人力資源越來越匱乏的高齡化社會情況下，老人健康維護工作需要有更積極的思考作為。結合地方特色，發展多元的社區健康營造的模式，依據社區健康需求，結合地方特色，舉辦社區健康活動，宣導增進社區居民共同參與社區健康營造，達到豐富社區生活以及社區動員的作用，讓社區居民藉由參與活動而介入到社區公共事務，凝聚更多社區營造的生力軍，才能避免健康議題的窄化，讓所有的資源都能發揮多元、活力及創新的功能，促使居民善盡維護健康的責任。

隨著國人之平均壽命逐漸趕上歐美等先進國家，年齡的老化與智力、經驗的累積並不會產生衝突，因此，健康促進的目的是在活躍老化，強調「極大化健康、參與和安全的機會，增加老年生活的品質」，政府的政策及體制皆在促使「活躍老化」的實現，如外部硬體設備的改善，提倡自我健康的重視，提供可負擔、可接近的健康促進服務，強化社會服務體系的完整性。社區介入的可貴，在其具有改善整個社區健康的潛能，針對問題的根源介入才是最有效的做法。社區健康介入是經由社區健康危險因子的搜集、健康風險評估及健康介入計畫的需求調查等方法來量身打造符合社區需要的方案，透過社區參與（community participation）促使社區能力的建構與發展（community empowerment），以使危害健康的因素能澈底消除。鼓勵人們去控制和改善個人的健康，老年人健康促進可藉著老年人知能的提

升及健康自我照顧的策略而達成降低老人罹病率及促進其生活安適的功效
（Wang, 1999）。

貳、社區健康促進的規劃構想

社區健康營造的定義為：「透過社區成員共同參與行動，共同合作以解決社區共同的健康問題，這是一個自主過程，以整個社區為導向。」（劉心潔，2000）認為就是運用社區營造理念，藉由專家的幫助，確立其共同問題與目標，運用社會資源，自動自發的發展與執行一些策略，達成「健康社區」的一種過程，將社區人的健康狀態，朝向健康促進的目標邁進，使社區逐漸走向一個健康城市的理想境界。老人健康促進是一種投資而非消費，可幫助老人瞭解社會變遷、預期變遷和應付變遷；亦可使老人瞭解其身心的變化過程，更可幫助老人學習扮演新角色的技能。由於我國人口結構將邁入高齡社會，政府為因應高齡社會來臨，已陸續針對高齡者需求規劃推動各項因應政策及計畫或方案，主要聚焦在「健康老化」層面，提出「建立健康、安全及友善的社會參與環境」的政策架構，主要內容如下：

表 3-2　高齡者健康推動政策架構

項目	目標	內涵
健康面	持續維持高齡者身心健康，保有社會參與的活力。	1. 提倡健康生活概念，促進高齡者成功老化。 2. 結合少子化後閒置空間，建構高齡者「可近性」終身學習環境。 3. 建立高齡者「人力資源中心」，活絡人力再運用。 4. 建構高齡者休閒參與環境，透過參與維持其心理健康。
安全面	因應高齡者不同健康程度的需求，提供安全的家庭生活及社會參與環境。	1. 建構適合高齡者的智慧型永續居住環境。 2. 以通用設計原則，打造無障礙的行動空間。

	營造社會悅齡親老的觀念，形塑認同高齡者的社會參與空間。	1. 高齡化知識納入全民教育，營造悅齡親老社會。 2. 去除年齡歧視，消除世代間衝突。
友善面		

（資料來源：作者整理）

依社會支持網絡理論觀點來看高齡者社區健康促進的工作時，必須先瞭解老人與家庭、社區、社會的互動及社區內在、外在環境及資源的關係，尤其老人本身的人格特質、生活習慣、社會功能的特質，這些觀點落實社區將使健康促進服務發展分為三個階段：

第一階段：將健康促進的觀念推展至社區老人，讓老人具備以身體活動促進健康的觀念，並接受服務。

第二階段：讓社區團隊凝聚活動健康促進服務的共識，並協助推動老人身體健康活動，發展更多的服務項目。

第三階段：將健康促進的觀念推展至社區，讓社區民眾能關心家中老人及周圍高齡親友的健康，多多從事有益身心健康的活動，使產生群聚效應。

規劃高齡者健康促進的策略時，我們必須先瞭解高齡者的生理與心理特性及學習需求與學習特性，做有效性的規劃，並瞭解現階段高齡者健康促進實施的現況，進行積極性的策略，進一步達到高齡者健康促進的目標。許多研究都顯示老年人身體、心理健康和生活滿意度與參與活動層次之間的關係，特別是社交活動與老年人所表現的活力，有很高的相關性。健康促進主要有三個重要執行步驟，分別為：健康危險因子搜集、健康風險評估及健康介入計畫的制定和實施。其中人類面臨的健康風險主要可包括：生物遺傳危險因素、自然環境危險因素、醫療服務危險因素及行為危險因素等四項，其中行為危險因素取決於個人採行之行為，對健康的影響最大（黃雅文，2005）。健康促進（health promotion）它是根據科學的原理，用以評估個人健康風險，並具體去除有礙健康行為，使人的生活品質得以增進。爰此，社區健康促進的規劃宜包括：

表 3-3　社區高齡者健康促進規劃項目

項目	內涵
社區健康管理組	1. 健康危險因子搜集 2. 健康風險評估 3. 健康資料建檔 4. 健康管理系統研發
社區健康促進組	1. 老人健康教育 2. 老人健康活動推廣 3. 社區志工培訓
社區健康諮詢組	1. 健康諮詢 2. 疾病治療 3. 疾病轉介

（資料來源：作者整理）

　　老人並非是社區高齡健康促進的唯一受益者，透過健康增進老人適應及解決問題的能力，避免適應不良的情況，對其家庭、親友或社會都可以減輕不少負擔，故推動高齡者教育對於社會發展有以下之功能：第一、可使得人力資源再開發，達到「人盡其才」的目標。第二、在高齡化社會發展中是不可忽視的一股力量，可藉由健康促進提升國家生產力。推動社區高齡健康促進宜把握高齡者的學習特性，這些特質為：

表 3-4　高齡者學習的特質分析

項目	內涵
重視自尊心維護	高齡者在參與學習活動，常顯現自尊心強，而學習信心低落的現象，高齡者在心理上一方面顯現自尊感，但另一方面在學習上卻表現相當的沒有信心。
對於學習信心低	其主要原因是他們對自己的學習能力抱持懷疑的態度；再則他們離開學習機構已久，當再度參加學習活動時，心裡就會顯得相當害怕。
同儕共學效果佳	個體在某一發展階段均有一些任務要完成，故高齡者的學習，常以完成發展任務為其目的。而高齡者的發展任務大致相同，故學習上相同年齡一起學習，有助於發展任務的完成。
重視社交的關係	高齡者的學習動機，主要在於認知興趣與社交關係。這種動機取向，與成人以職業為取向的學習動機有相當大的不同。

對於環境顧慮多	高齡者由於自尊心較強，故對學習活動的反應，要求正確、安全，沒有不良後果，因此對決定往往產生猶豫。
事務反應速度慢	老年人由於年紀增加，已累積相當多的經驗，面對刺激時，往往有較多的選擇，在作決定時，常有較多的考慮。他們對反應的要求，是準確度高於速度，故所需反應的時間較長。
主動的參與學習	高齡者的學習雖可藉由外在的因素激發，但畢竟是少數，而且這種外在的動機驅力，在參與學習活動之後，可能會迅速減低，而形成中途輟學。對於高齡者主動、自發的學習行為，宜以激發他們對學習內容產生興趣與熱情，才能獲致比較理想的效果。

（資料來源：作者整理）

　　隨著社會的進步、經濟的發展及醫療水準的提高，人類平均壽命不斷地延長，高齡人口快速成長已成為社會一致的趨勢。隨著高齡人口占總人口數比例的增加及高齡化社會的來臨，老人的相關議題日益受到重視，而高齡者的教育也逐漸受到重視，高齡者教育在高齡化社會已成為一個重要且急迫的課題。由於科技及醫學的發達，人類平均壽命逐漸延長，使得老年期幾乎占滿了個體生命全程的三分之一，依據臺灣的平均餘年水準，六十五歲的高齡者約有十五年的餘命，故提供高齡者教育可以使高齡者不斷地發展自我、擴展視野、瞭解社會，並具有適應變遷、與時俱進之能力。高齡者健康促進是讓銀髮族學習如何解決老化的問題，透過學習有助於高齡者重新確認個體生命的意義與價值，並對高齡期的生涯發展有重大幫助，有助於高齡者完成在成年晚期應有的發展任務，並提升其規劃晚年生涯及生活的能力，使高齡者不至於與社會脫節，並可以增進社會生活品質。

參、社區健康促進的執行內涵

「醫學」發展的終極目標並非僅在於「治療」，而是在於教導人們「如何促進健康，進而預防疾病的發生」。根據世界衛生組織（WHO）對於健康的定義，是指：身體、精神及社會生活中的完美狀態。所以，健康促進應從「生理」、「心理」以及「社會」等層面著手努力，並且使這三個層面能達到最佳的和諧狀態。因此，政府如何結合基層醫療及社區資源，一起為民眾建構一個完善的健康促進及維繫網絡，讓民眾可以由「健康促進」、「疾病預防」到「疾病治療」及「長期照護」得到一個完整的機能，是提升整體健康的重要措施。老化通常被視為是一種生物功能漸進緩慢與身體系統衰竭的生理發展，同時也包括社會和心理要素，因此，老化的現象除了在個體內部產生，外部環境的刺激也會影響老化的速度與狀況。健康促進的作為宜對正常老化、成功老化及病理老化等有所區隔：

表 3-5　高齡者老化現象分析

項目	內涵
正常老化	是生理、心理上無疾病狀況，可以在社會上隨時間自然地老化。
成功老化	是一種在優質老年人的社會中老化，漸漸變老。
病理老化	是個人遭受到疾病的迫害，例如：退化性關節炎、糖尿病、老年癡呆等。

（資料來源：作者整理）

隨著科技所帶來的變遷，人類擁有的物質資源豐沛富足，預期壽命普遍增長，但因生活形態及工作方式的改變，健康並未因之俱進，罹患慢性疾病的人愈來愈多。同時先進國家民眾的健康問題，主要導因於人類生活型態和行為，因此，過去以疾病治療為取向的醫療模式，已不足以因應現代健康需求。故世界各國在二十一世紀皆提出促進健康的政策，並積極地

導入疾病預防及「健康促進」（health promotion）的觀念。人口快速且大量的老化是目前已開發國家共同面臨的問題與趨勢，其所帶來的老人照顧問題更是一大衝擊，而社區照顧已成為老人照顧的主流，並採以家庭照顧為基石，亦即「在家老化」是一個人類期待安身立命的終老模式，而且也是頗具「人道主義」色彩的概念，相當適合運用在老人照顧工作上，所以政府推展社區照顧政策的原意不僅是利用各供給部門的服務輸送體系來協助老人留在社區中，更要幫助他們儘量留在原熟悉的居住地生活，使老人們的晚年仍能在自己熟悉的社區網絡被照顧、被支持，讓他們的「根」不會被拔除或切斷，生活具有安全感和穩定感，甚至也不必因環境遷移而導致震撼性和負面的衝擊，進而帶來健康的不良結果，故要提高社區老人照顧的生活品質中，社會支持體系是不可或缺的條件。

每個人生活形態的養成，源自於「家庭」。因此，要改善健康狀態、避免疾病的發生，就必須從每個「家庭」建立正確的健康觀念與生活形態著手，而社區正是協助家庭最直接與可及性最高的管道。要有效推展疾病預防及「健康促進」的觀念，不僅是要針對個人進行健康促進，同時也由其家庭、職場、學校及居住的社區等地方，推展各類健康促進方案，幫助民眾培養正確的健康態度及生活習慣。為了落實「社區自主、由下而上」的基本精神，協助社區民眾發揮創意構想，自主參與及永續推動社區健康生活，衛生福利部自一九九九年起推動「社區健康營造」計畫，結合社區力量，使民眾主動發掘社區健康議題，並產生共識，建立社區自主營造的機制，經由成立的社區健康營造中心推動社區健康生活方案，具體改善社區的健康問題，目標在於能結合當地資源，鼓勵社區民眾能主動解決社區健康問題，落實健康生活化、生活健康化的精神。

老年期的生命任務多是與心理暨社會適應有關的議題，老年期的生命任務有（Havighurst, 1972）：

第一、適應健康和身體衰退的問題。

第二、適應退休和收入減少的問題。

第三、適應配偶去世後的孤獨問題。

第四、與其他老人建立友誼的問題。

第五、適應新社會角色規範的問題。

第六、找到合適的居住環境的問題。

參酌高齡者的生理、心理及社會需求，一個完整的健康照護網絡應該包含「健康促進」、「疾病醫療」、「長期照護」三個部分。建構一個完善的社區健康促進網絡應考慮：

第一、社區健康促進人員或健康管理師的培訓。

第二、健康促進服務網絡的服務傳遞的便利性。

第三、高齡者健康資訊機制的完整性與安全性。

第四、社區高齡健康風險評估制度的完整建立。

第五、高齡者健康管理與健康促進觀念的推廣。

第六、社區推展高齡健康效益評量模式的建構。

一個完整的「健康服務模式」，不僅是要致力於「健康促進」及「疾病預防」的推展，更重要的是還要建構一個完整的「預防治療及照護」模式。因為，唯有替民眾建構一個從「疾病預防」 到「疾病治療及追蹤」皆完善的社區健康照護網絡，才可以幫助每個民眾免於疾病之恐懼。健康促進具體實施內容可分為：健康危險因子搜集、健康風險評估及健康介入計畫的制定和實施等部分，說明如下：

表 3-6　健康促進具體實施內容

項目	內涵
健康危險因子搜集	第一階段的資料收集以臨床生化檢驗、生理指標等二個面向為主。 第二階段的資料收集老人身體活動機能測試及家族病史、健康體適能認知、健康生活習慣問卷調查等。 第三階段完成健康風險評估電腦系統建構，促進社區健康促進工作持續發展。
社區長者健康評估	第一階段評估指標：以體重、BMI、腰圍、血壓、血糖、總膽固醇、三酸甘油酯等（以肥胖與血糖、血壓、血脂的三高指標）為主。 第二階段健康危險因子收集資料進行評估，相關內容如下表 3-7 所示。 第三階段完成健康風險評估電腦系統的測試及可作為線上查詢與統計分析。

訂定健康介入計畫	健康介入計畫的實施內容，是依據個人家族病史、臨床生化檢驗、生理指標測試、身體活動機能測試、健康生活型態問卷調查等五個健康評估系統結果來訂定社區健康促進實施計畫，並給予考核。	
實施健康介入計畫	實惠性	在經濟可行的基礎上發揮效益。
	簡易性	推動方案考量長者能簡單易行。
	相容性	與老人的生活經驗及需求有關。
	差異性	活動設計要能考慮不同的需要。
	效益性	能夠具體反映健康行為的改變。
	多元性	能考慮個人、團體、組織參與。
	主軸性	議題能夠與健康促進活動相關。

（資料來源：作者整理）

表 3-7　高齡者健康生活項目

評估項目	內容	意義
家族病史	糖尿病、心臟病、高血壓病等家族疾病史	作為活動介入參考，及提供操作人員注意事項
臨床生化檢驗	LDH、CPK	心臟機能、心肌梗塞評估
	AC	糖尿病評估
	TC、TG、HDL、LDL	高血脂症評估
	GOT、GPT	肝臟膽道疾病評估
	BUN、Creatinine	腎功能評估
	UA	痛風的診斷
	全套血液常規	瞭解是否貧血、感染、發炎等因素
生理指標測試	身高、體重、BMI、腰圍	瞭解肥胖的情況
	血壓	高血壓的評估
老人身體活動機能測試	單腳站立	測量平衡能力
	三十秒坐站	測量腿肌力
	雙手背後相扣	測量柔軟度
	二百四十四公分距離坐走	測量反應能力
	二分鐘屈膝抬腿	測量心肺功能
健康生活型態調查	營養飲食問卷調查	營養知識認知評估 保健食品知識認知評估 疾病與飲食的關係認知評估
	健康體適能問卷調查	健康體適能知識的認知評估 勞動與運動知識的認知評估

	健康生活習慣問卷調查	睡眠情況評估 嚼食檳榔、菸害評估 飲酒習慣評估 運動行為評估

（資料來源：作者整理）

　　社區高齡健康促進是社區全體成員共同合作，為民眾提供整體性與積極性的經驗和組織，以促進並維護社區居民的健康。

肆、社區健康促進的經營策略

　　社區健康促進就是透過社區組織的過程，達到社區健康的一種手段。也就是要社區居民透過討論、組織、行動一起來改善健康的問題，落實健康的生活，這是透過由下而上的力量形成共識與行動，與以前由上而下形成政策的方式大大不同。

表 3-8　社區健康促進的經營策略

項目	內涵
設定健康 議題	1. 訪談社區內相關組織及團體的意見領袖，以瞭解他們對社區問題的看法、社區的特性與需求、可運用人力、物力資源及其所屬的組織或團體的運作情形與經驗。 2. 由社區意見領袖訪談社區居民瞭解社區居民對社區的看法與需求，藉以提升社區居民之參與。 3. 收集並分析現有的文獻資料、相關的調查統計及研究報告，以瞭解該社區特性。
凝聚社區 共識	1. 與社區居民共建願景，運用建立口號、中心標幟等方式，建立共識。 2. 透過團體的運作方法及技巧，加強組織成員間的凝聚力、社會支持、人際互動技巧、學習促進會議效能，維持組織的持續成長，並能夠永續經營。
建立社區 網路	1. 以社區內團體（或組織）為核心，負起決策、規劃及執行功能，廣徵社區民眾的需求，決定目標的優先順序，發展及執行社區各項活動。

	2. 同時網羅社區外其他相關組織、團體、機構共同參與，建立互惠合作關係，以期有效連結社區內的資源。
喚起共同參與	1. 媒體宣導增進社區居民共同參與社區健康營造。 2. 運用面對面的教育策略，包括社區說明會及辦理聯誼性活動，以促使民眾瞭解其重要性及需求性，並藉著參與的過程中，發展出社區自生能力。

（資料來源：作者整理）

　　社區高齡健康促進在鼓勵銀髮族的參與，採取的是 Havighurst 於一九六八年提出活動理論（activity theory），認為個體晚年除了生理機能的衰退造成健康問題之外，透過高齡者原有的社會基礎，其心靈層面和社會層面與青壯年時期並無太大差別，反而更有社會資源的支援。因此銀髮族應保持活躍，積極地維持人際關係，持續地投入有意義的事務，避免與社會脫節，即使因為無可避免地在某些面向必須撤退，也應找出替代方案，例如退休後可發展自己的興趣，或投入公益活動，以維持人際網絡，避免因過於沉寂而加速生理與心理的老化。是以社區健康促進在高齡工作中的運用為：

表 3-9　高齡者健康生活項目

項目	內涵
鼓勵老人參與社區的活動	首要工作是讓老年人對居住的地區有足夠的認識，讓他們多瞭解社區設施、社區的新發展、社區內的工作，掌握社區內所發生的事的最新資料等，盡量多運用社區的資源，使老年人可以有機會參與其中。
促進老人自助及互助能力	成立義工小組，制定有效的互助計畫，義工可以有計畫地協助服務單位的活動，發揚互助的義務精神。協助老年人並且成為老年人與工作人員的溝通橋梁。徵求對其服務推行及管理的意見，讓他們參與決策討論。
成立老年人關注社區小組	加強老年人對社區的認識，灌輸賦權增能的意識，提供老年人領導訓練，發動老年人關心社區事務，應該主動聯絡服務機構或居民組織，與他們合辦一些活動或計畫。

（資料來源：作者整理）

　　「活躍老化」意味著活躍的老年生活參與和獨立，因此除了達到成功老化的標準，同時涵蓋身體、心理、社會三個面向之外，應強調生活的自

主，以及積極的生活投入。活躍老化同時符合以下多項指標：日常生活正常，生活活動正常，認知功能正常，無憂鬱症狀，良好社會支持與投入生產活動。社區老人健康促進推動成功與否的關鍵在於整體團隊的運作，加上對健康議題的重視及持續不斷的互動與改造才能逐漸落實於日常生活中，成為日常生活的一部分。以下就歸納出社區健康促進永續經營四大策略，作為工作推動重點：

表 3-10　社區健康促進永續經營策略

項目	內涵
核心組織的健全	結合社區中對社區健康發展有熱忱、使命感人，成立核心組織並定期開會發揮功能。同時聘請學者專家為諮詢委員，強化組織功能、資料整合及產生解決問題的能力。
志工運用與經營	社區志工組織與培訓是非常重要的，尤其是培育社區老人所需健康促進推廣人才，若能經由社區民眾自發性的組織、參與訓練後，支援老人的健康促進推廣活動，一來能節省人力經費支出；二來能將健康志業根留社區，作為永續發展的根基。
社區老人的參與	目前老人健康促進上可能存在某些迷思，並進而影響了健康促進活動的執行，這些迷思包括： 1. 老人生病是正常且無法避免的。 2. 健康促進活動對老年人而言是看不到未來的。 以上這些迷思往往導致老人不主動參與健康促進活動。故如何協助老人增進其對自己身體狀況之覺察力及運用良好的溝通技巧以瞭解其需要，並針對其個別的差異（如不同年齡層、不同團體、特殊身體或心理問題老人），開設多元化有益健康促進的課程，為未來努力的方向。

（資料來源：作者整理）

　　運動介入是疾病預防和健康促進策略中最符合經濟效益的防治策略，是在人們尚未生病前，便能設法降低或避免致病因子，以促進及維護個人健康狀態。而運動介入方式可分為結構式介入與生活型態介入（Structure Intervention and Lifestyle Intervention）等二種（方進隆，2007）。

表 3-11　運動介入方式

項目	方式	內涵	實例
結構式介入	是指特別安排固定時間場所來運動的方式	此種運動方式除了會造成約束不便之外，且要求運動時要達到一定的強度，對年紀較高或健康狀態不佳者就較難適應，但其對改善身體功能、促進身體健康及慢性疾病防治效果最好。	體適能三三三計畫（每週至少運動三天、每天至少三十分鐘、每分鐘心跳須達一百三十下）。
生活式介入	指在生活中隨時隨地利用時間來增加身體活動機會	當身體活動量累積到一定的程度時，對健康促進與疾病預防就會有效果，許多慢性病危險因子相對也可獲得明顯改善。此種方式對忙碌、健康體能不佳、年老者或久未運動者是一種較合適的健康促進方式。但其對運動強度與運動頻率較不強調，對身體某些重要器官就無法改善，特別是心肺功能。	生活中少搭電梯，多走樓梯。生活中少開車，多騎腳踏車。

（資料來源：作者整理）

在社區健康促進的推展中，無論是「結構式」或是「生活型態式」哪一種運動介入模式均有其發展限制，可能無法完全適用於整個社區老人群體。因此，如何針對個人的環境條件及需求給予適合發展的運動介入模式，是成功與否的重要關鍵。

結語

社區健康促進主要在結合社區內外資源，積極促進社區老人的健康，並對社區老人提供健康管理、資訊與醫療轉介服務，期由健康生活的實踐，而體認社區生活價值，增進社區意識，促進參與社區志願服務。社區內部在人力方面以社區內老人來推廣參與健康性活動，並以原有推動老人關懷

站志工配合提供日常保健測量與轉介服務；達到「心理上：多元接觸，增加效率，減少寂寞無聊。生理上：量血壓、多運動、健康操，增加健康元素。知識上：健康的知識增進。心靈上：發揮從心所欲，不逾矩的境界。」

社區高齡健康促進

第四章　社區高齡健康實施模式

前言

世界衛生組織（WHO）一九八六年於里斯本（Lisbon）會議中，對健康的倡議是：

第一、健康是社會事物非僅醫療事物。

第二、健康是社會中所有部門的責任。

第三、健康深受自然、社會科學影響。

第四、健康需要社區共同參與的體現。

社區高齡健康促進強調從事適當活動可以促進個體生理、心理健康和社會人際的效益。但身體活動行為改變的過程，都涉及每位長者的個別差異。如何依據老人的需求設計，選擇適合的理論介入策略，為社區健康促進工作者努力的方向。面對社會高齡化，強調「樂活 LOHAS（Lifestyles of Health and Sustainability）」生活，就是著重健康的生活型態，而且持續的維持著以迎接豐盈的人生。

壹、高齡化的健康調適與增進

一九四八年聯合國世界衛生組織（WHO）成立，在其憲章中將「健康」定義為：「健康是生理（Physical）、心理（Mental）和社會（Social）的完全安寧幸福狀態；而不僅只是免於疾病或不虛弱而已。」這項定義強調健康

必須兼顧身體、心理及社會三個層面，且須是此三者的互動達到康寧的狀態，認為健康與疾病不是互補的名詞。老化是人生必經過程，老人常見疾病，如骨質疏鬆、退化性關節炎、痛風、糖尿病及高血壓等。這些健康問題或狀況可藉由日常生活型態的改變，如適度的運動及合宜的飲食來改善。由於老年人的體力及身體機能的改變，易導致其體能逐漸衰退，依賴程度增加，影響其日常生活能力，降低生活品質，運動能維持老人良好的健康體能，有助於提高晚年生活品質。中強度至重強度的走路訓練，對老年人有降低血壓的效果。控制心臟病的危險因子，可減少冠狀動脈血管的損傷，增進老年人的健康，達降低心臟血管疾病的發生之效。對於糖尿病患者飲食上除了總熱量的控制外，應配合適能運動，由輕度逐漸增加運動強度，高血壓亦同，其他常見老人健康問題如骨質疏鬆、關節炎、痛風等，也可透過步行、肌力和耐力的訓練及健康的飲食等獲得改善。

世界衛生組織對於健康的解釋延伸到個人的經濟活動能力：「影響個人生理、心理社會及經濟的因素。」這些對健康不同定義的演變，可以發現到一個事實，即個人愈來愈無法憑自己的個人努力或增強掌控力，來維護或促進健康。

社區高齡健康促進的推展要凝聚社區共識，有效整合社區資源，「人」是很重要的因素，不但要有服務的熱忱、坦誠的心、包容的心，才能獲取信任，必須有一位好的領導者，扮演催化和驅動者的角色。其次要建立明確的共同願景和目標，才能支持我們有一致的信念、行動力與堅持。另外要不斷的學習獲取新知，才有創見。而重要的是與媒體建立起良好的關係，因其能協助整個計畫的行銷與傳播，運用《渥太華憲章》的五大行動綱領，有效結合社區資源、誘發社區行動與建立跨部門合作的夥伴關係。再者有一群非常有使命感的社區志工，熱誠投入社區高齡健康促進的行列，開創更多的高齡服務，達成健康社會的目標。

為推展高齡社區健康促進，參考美國疾病管制局訂定「西元二〇〇〇年健康社區」的執行步驟如下：

表 4-1　社區健康促進執行步驟

項目	內涵
使命願景	勾勒願景並對工作人員與社區成員清楚描述推動健康社區工作的目標。
組織成員	組織社區健康促進活動推動成員以領導社區，有序推展健康促進作為。
組織效能	強化社區內部力量，克服弱點，改善組織執行社區全面性工作的效能。
形成共識	尋求社區關鍵人物並與社區領袖、意見領袖及社區成員建立共識關係。
組織分工	與社區成員評估社區健康需要，說明健康問題以及協調成員責任分工。
收集資訊	應包括正式與非正式資訊之收集，瞭解社區領袖、社區成員以及衛生幕僚對於「健康」在社區重要性的認知與評價，並透過統計和調查資料確認主要健康問題及其嚴重性，掌握可利用的社區資源，找出社區最迫切的健康問題。
評估方案	運用社區評估之資料，結合主要的社區機構、社區組織、利益群體以及個人，設定出地方上的優先性。
設定目標	設定與社區優先性和全國健康目標相符合的健康成效與過程目標。
行動方案	應對介入活動和服務設定時間表與進行分工，經由社區群體協商的結果，選出一套欲優先採取社區的行動方案。
檢視評價	健康狀態的改善將驗證社區努力之績效，若選擇之介入有效，則短期可看到過程目標之達成，以及健康狀態朝改善方向進步。新的服務、社區連結和協調之改善、志工在技巧上及士氣之提升，皆是成效的指標。

（資料來源：作者整理）

　　總言之，社區健康營造必須融入組織發展與教育策略，才能提升社區自主的發展及解決問題的能力。

　　由於老化帶來慢性病和身體功能退化、殘障等問題，成為家庭、社會、國家的沉重負擔。因此例行的健康檢查和篩檢益顯重要，透過健康檢查是達到早期發現早期治療的根本之道，近年來老年人對於成人健檢的利用率從一九九九年百分之三十，直至二〇〇二年百分之四十一，有逐年增加的趨勢（馬作鏹，2006）。健康問題的發現上，依據中央健康保險局的統計資料顯示：受檢者中，多少都有肥胖、高血壓、高三酸甘油酯、高膽固醇、空腹血糖異常等健康問題。對於異常者列冊追蹤或轉介治療，配合公衛護理人員的家訪，方能有助於預防保健服務的提供，達早期發現早期治療的實質效果（劉慧俐，2007）。這使得社區健康促進活動將有助於民眾瞭解維

護健康的具體作為，舉辦社區健康活動，應能同時達到豐富社區生活以及社區動員的作用，讓社區居民藉由參與活動而介入到社區公共事務，凝聚更多社區營造的生力軍。其中活動類型可包括：

第一、聯誼活動：嘉年華會、園遊會、歌唱、元宵搓湯圓、集體旅遊、健行、親子活動、宣示活動等。

第二、體能競賽：運動會、籃球鬥牛、健行、攝影比賽、登山、闖關機智問答遊戲等。

第三、藝文表演：舞蹈、戲劇、音樂、民俗等表演活動。

第四、學習講座：演講、老人大學、保健講座及社區學苑等。

第五、健康展覽：健康議題等相關海報展覽、展示活動等。

第六、研習營隊：口述歷史、產業、幹部訓練等主題研習、生活訓練營等。

第七、讀書聚會：配合各類居民如媽媽、兒童等舉辦讀書會。

第八、發行刊物：社區性刊物、建置網站等以利宣導。

事實上可因著主題不同而安排不一樣的活動型態和內容，譬如，社區聯誼可以是以跳蚤市場、園遊會或者集體旅遊；集體旅遊可以只是一般的觀光旅遊，但也可以是經過精心策劃、配合健康營造而辦的案例參觀；活動過後，運用志工去瞭解居民對健康生活的執行情形是非常重要的。

貳、社區高齡健康的實施規劃

由於老年人的健康維護需要相當複雜的整體介入，絕非目前單純以疾病治療為主的醫療服務，因此，老人社會宜採取周全、持續性的醫療及健康促進，應以生活、身體功能健康為主，器官疾病治療為輔的服務，來達成老人健康的真正需求。Rowe（1997）和 Kahn（1998）提出「避免疾病、

維持高認知與身體功能、生活承諾」三個關鍵的行為或特性，認為三者交集時即是最成功的老化狀況。

表 4-2　社區健康促進成功老化的作為

層級	項目	內涵
基本層次	健康促進避免疾病	平日做好保健以盡量減低罹病的風險。
第二層次	認知身體各項功能	老年人須盡可能維持良好的心智與身體功能。
第三層次	生活承諾展現活力	維持與他人的社會關係及持續享受生活愛惜生命價值。

（資料來源：作者整理）

　　健康的觀念也不再只停留在過去只對「生理」的重視，或只部分注重個人「心理」的健康，事實上透過本社區健康營造可同時兼顧到個人在「生理」、「心理」及「社會」的健康，並且達到「健康生活化，生活健康化」的目標。根據《渥太華憲章》（Ottawa Charter）對於健康促進五大行動綱領：

　　一、建立健康的公共政策。

　　二、創造支持的生態環境。

　　三、強化健康社區的行動。

　　四、發展個人健康的習慣。

　　五、調整衛生服務的取向。

　　經由上述的原則以期達成行為改變及環境改變，生活品質的增進及提升。

　　為因應社區老人的「成功老化的作為」和「健康促進議題的需求」，應用樂活的觀念 LOHAS（Lifestyles of Health and Sustainbaility），建立社區老人參與健康的生活方式，社區高齡健康的實施規劃分別包括「規劃階段」、「組織階段」、「推展階段」、「檢視階段」。

表 4-3　社區健康促進的實施規劃階段

階段	任務	
規劃階段	選定社區，確定推動範圍	1. 社區民眾基本屬性 2. 社區老人人口比率和社區資源
	社區民眾健康活動需求	1. 受訪社區老人的健康問題 2. 社區老人的健康促進活動需求
	選定健康促進議題	
組織階段	1. 整合社區資源成立推動小組 2. 社區資源整合	
推展階段	1. 增進老人參與健康促進活動的誘因 2. 落實志工組織	
檢視階段	1. 主觀評量 2. 客觀評量	

（資料來源：作者整理）

一、第一階段：規劃階段

（一）選定社區，確定推動範圍

對於實施服務區域的描述，包括總人口數、全區面積、區位特質、自然景觀、職業屬性、人口結構、社區資源，例如：

1.社區民眾基本屬性

表 4-4　受訪社區老人基本屬性分布表

基本資料	內容	人數	比率（％）
性別	男		
	女		
年齡	65 歲以下		
	65-70 歲		
	70 歲以上		

婚姻	未婚		
	配偶健在		
	喪偶		
教育程度	小學以下（含不識字）		
	小學		
	初中（職）		
	高中（職）		
	大專		
職業	無		
	有		
居住情形	與家人同住		
	獨居		

（資料來源：作者整理）

2.社區老人人口比率和社區資源

表 4-5　社區老人和社區特色屬性表

里別	總人口數	老人人口	老人人口%	社區資源		備註
				社區公園	活動中心	
○○里	5,871	431	7.34	○○公園	有	
○○里	1,585	227	14.32	○○公園	有	

（資料來源：作者整理）

（二）社區民眾健康活動需求

表 4-6　社區健康議題及成因分析

社區健康議題	不健康行為成因分析
慢性病防治	1. 不適當的飲食認知及型態（高糖、高油、高鹽），造成過度肥胖。 2. 缺乏規律運動習慣、行動力及支持系統。 3. 健康生活型態認知不足，未正視慢性病的危害。
老人身心靈照護	1. 缺乏正面積極的心靈支持系統。 2. 高齡化的人口結構，造成無法適應老化的生活型態。

（資料來源：作者整理）

1.受訪社區老人的健康問題

表 4-7　社區老人健康問題摘錄表

健康問題	人數	%
心血管疾病（高血壓、心臟病等）		
關節疾患（退化性關節炎等）		
代謝症候群（高血脂、糖尿病等）		
口腔健康（假牙、牙周病）		
睡眠困擾		
其他（消化系統、貧血、白內障、重聽）		

（資料來源：作者整理）

2.社區老人的健康促進活動需求

表 4-8　受訪社區老人的健康促進活動需求

健康促進活動需求	人數	%
健康體能活動與安全		
健康促進活動與講座		
健康飲食		
口腔保健		
用藥安全		

（資料來源：作者整理）

（三）選定健康促進議題

　　考量社區老人的「健康問題」實況及「健康促進議題的需求」如：健康體能活動與安全、健康促進活動與講座、健康飲食、口腔保健、用藥安全等。和是否「有社區資源」可用，是否能從「生活方式」改善，「容易改變」等思考選定推動議題。

二、第二階段：組織階段

1.整合社區資源成立推動小組

如銀髮族健康樂活推動小組權責區分

表 4-9　健康樂活推動小組權責區分

項目	職掌
主任委員	負責召集小組會議，整合社區資源，瞭解各組長執行情形及檢討成效。 社區健康促進活動，協助社區老人健康促進活動之進行。 成立推動小組並進行社區資源整合及運作。 重要關鍵人物、落實健康生活公約。
執行祕書	協助社區中老年人保健服務整合型篩檢活動之進行。 社區行政事務之協調聯絡處理。 協助辦理社區老人健康促進活動與研究相關資料之收集整理。 以身作則並作為示範，落實健康行為及作為推動執行者。 負責管理及規劃組織運作，由衛生所協助輔導組長執行。 負責年度計畫的擬定及推動。 協助社區健康營造推動執行小組召開定期會議，瞭解各組長執行情形及檢討成效。 訂定健康生活公約提供民眾簽署及執行，連繫鎮內之結合單位配合健康生活公約。 培訓社區健康促進種子師資，安排相關健康議題訓練課程。 統計分析社區健康營造之運作及修正。 招募志工、協助各類活動志工的調度與運作。
顧問	擔任社區老人健康促進活動諮詢顧問。 協助社區老年人保健服務整合型篩檢服務之衛生資源調配。 參與社區老人健康促進活動資源整合會議，提供諮詢。
組長	由組長以身作則並作為示範，落實健康行為及作為推動執行者，培養自己執行健康生活習慣。 協助社區民眾執行健康行為。 教導社區民眾健康資訊及關懷社區民眾健康行為改變。 協助及鼓勵社區民眾家人加入一同執行。 協助社區老人簽署及執行健康生活公約。

協力夥伴		參與社區資源整合活動與事務。 協助社區中老年人保健服務整合型篩檢活動之進行。 協助招募社區老人參與健康促進活動及組成銀髮族健康樂活成長團體。 協助志工之召募。 提供活動場地。
活動推動	教育 訓練組	辦理健康樂活保健志工訓練。 帶動銀髮族健康樂活成長團體。 評價社區老人參與健康促進活動之相關成果。
	健康 管理組	辦理社區中老年人保健服務整合型篩檢活動。 中老年人保健服務整合型篩檢結果之列冊管理追蹤。 提供中老年人保健服務相關諮詢。
	健康 志工組	參與健康樂活保健志工訓練。 協助帶動銀髮族健康樂活成長團體。 協助社區健康促進活動宣導。 鼓吹中老年人接受保健服務整合型篩檢活動。

（資料來源：作者整理）

2.社區資源整合

　　為了能建構在地化的社區老人健康促進工作模式，從社區自主的理念進行資源整合，期能應用於「健康促進」、「早期發現」和「異常追蹤」。整合的資源如下：包括公部門、私部門、民間社團組織或團體、社區熱心人士等。成立社區資源資料庫，結合社區內組織團體形成互助網絡之夥伴關係，運作各單位資源的功能，進而強化社區居民行動力，互相提醒及互相鼓勵，提供銀髮族相關健康生活資訊及執行策略。整合概念與實際如下表：

表 4-10　以社區自主整合資源應用於「健康促進」的概念

社區資源		健康促進	早期發現
公共部門	衛生局 衛生所	1. 提供老人健康促進單張與保健諮詢。 2. 協助辦理擬定與健康促進計畫方案。 例如：健康飲食、口腔保健、體適能活動、整合型篩檢。	衛生所辦理社區整合型篩檢。

	里辦公室	協助傳播社區老人健康促進活動或講座之消息，並發動民眾踴躍參與，增加參與率。	發出健康篩檢訊息，鼓勵民眾參與。
私人部門	地區醫院	提供健康講座與保健諮詢。	辦理社區整合型篩檢。
民間社團	社區發展協會 社區關懷據點 社區活動中心	1. 提供健康促進講座場所。 2. 協助宣導、辦理健康活動。 3. 招募志工，組成志工隊。	提供篩檢地點、篩檢場所，鼓勵民眾參與。
熱心人士	鄰里長	協助傳播社區老人健康促進活動或講座之消息，並發動民眾踴躍參與，增加篩檢率。	協助篩檢消息之傳播，發動民眾踴躍參與，增加篩檢率。
	志工隊	1. 參加志工訓練班，獲得老人健康促進知識與技能。 2. 協助宣導社區老人健康促進活動方案，並發動民眾踴躍參與增加參與率。	

（資料來源：作者整理）

三、第三階段：推展階段

　　為增進老人參與健康促進活動的誘因，設計健康卡，健康卡的內容包括：基本資料、健康生活習慣和活動時間表及出席紀錄，可作為社區老人參與健康活動的名片卡，也可作為參與活動的紀錄，統計出席率作為獎勵的參考指標。

　　落實志工組織、訓練及運作，誘發社區民眾間的相互學習，促使志工團自治，並由相關人員的知能傳達、授課，提升志工團體對銀髮族健康議題的正確認知。現代人的生涯規劃中，常有「志願服務」的規劃，為增進這些熱心的志工們心靈成長的空間，提升志願服務工作品質，以及為平日辛勤默默耕耘的志工充充電。

表 4-11　健康樂活推動小組權責區分

項目		職掌
招募組訓	志工招募	與社區發展協會結合，在原有志工組的基礎下，延伸擴展招募社區熱心人士為社區老人健康促進志工。接受老人健康促進活動訓練。
	志工訓練	基礎訓練　包括志願服務的理念、原理、權利義務等規範管理。
		特殊訓練　包括志願服務法、團康技巧、保健技能，如量血壓、體脂掃描、帶動健康促進活動等技能。
	志工角色	志工受訓後，仍然在自己原來組織中繼續擔任的志工，並應用社區老人健康促進活動訓練的健康宣導內容，協助進行健康生活方式宣導。並以問卷試從志工對於推動銀髮族健康樂活班的滿意度、成就感、團隊凝聚力，評價志工增能（empowerment）之成效。
辦理活動	銀髮健康樂活班	招募社區老人志願者成立社區銀髮健康樂活班，參與銀髮健康促進活動，並評價成效。
	推動對象	1. 社區有意願參與的社區老人。 2. 年齡六十五歲以上健康老人。 3. 老人健康檢查整合篩檢結果有異常者個案。
	推動議題	1. 考量社區老人的健康問題和健康促進需求， 2. 為社區老人健康促進活動的健康行銷口號，並訂定簡易的評量指標。
推動策略	推動概念	考量社區老人的健康問題和健康促進需求： 「簡單且明確」：每一次上課的內容都盡可能做到簡單且明確。 「效果可測量」：設計學後評量問卷，能簡易評量活動的即時效果、達到的指標，並於全程推動後再進行整體評量。 「內容可接受」：每一次上課的內容都盡可能做到讓社區老人接受且能吸收應用的程度。 「實際可達成」：訂定合理的評量指標，使推動社區老人健康促進的活動能實際達成。 「預期的期程」：能在計畫的期限內推動與完成社區老人健康促進活動。
	具體策略	依據推動議題和各里的活動時間、地點，設計社區老人銀髮樂活活動方案，鼓勵社區老人攜伴參加。包括活動計畫說明、篩檢和篩檢結果說明，並於成長團體中每一次上課內容規劃活動前後評量與回饋，於活動結束進行成果展及活動成果評量。

（資料來源：作者整理）

表 4-12　社區健康促進志工培訓

項目		內涵
志工基礎訓練	認知志願服務的內容	提升志願服務的認知層面，主要包括瞭解志願服務的意義、服務機構成立的任務、服務機構的內部組織、志工的服務項目等內容，協助志工儘快認識服務環境及內容，以便及早進入工作狀況。
	熟練志願服務的技巧	提升志願服務的技能層面，主要包括熟練志工對於個人、團體、社區的服務方法，以及人際關係建立、社會資源運用、組織自治團隊、進行溝進協調等技巧，協助志工具備從事服務所需的方法和技巧，以便提高服務品質。
	啓發志願服務的精神	提升志願服務的情意層面，主要包括體認志願服務的價值、養成正確的服務態度、信守志願服務的倫理，協助志工體認「為善最樂、服務最榮」的真諦，以便真心投入志願服務工作。
志工特殊訓練	第一階段特殊訓練	辦理銀髮族的飲食原則及注意事項種子師資培訓、教導銀髮族均衡的營養及保持健康身體的技巧。
	第二階段特殊訓練	教導血壓測量、血糖測量、健康生活護照檢測表使用。
	第三階段特殊訓練	教導計畫籌備及辦理策略，並安排志工依據社區需求主動執行社區銀髮族保健工作。
志工服務項目	培養自己健康生活習慣	率先實行均衡飲食、不亂用或濫用藥物、不嚼食檳榔、不吸菸、經常潔牙注意個人衛生、每天至少運動三十分鐘以上等，養成健康生活的習慣。
	培養民眾健康生活習慣	訪視社區家戶並認養家戶，分享自己健康生活經驗，透過家庭訪視或電話拜訪及分發教材等方式，協助、指導、催促及追蹤民眾做健康行為，以培養健康生活習慣。
	協助衛教宣導	協助會場布置、協助民眾簽到、發放用物、測量血壓、交通指揮等。

（資料來源：作者整理）

四、第四階段：檢視階段

　　建構社區中「健康安全的運動環境」主要是為了提升社區老人的活動安全，在「適能運動」的推動中，加入了「社區運動環境安全評估與實作」的部分，以大家來找碴的方式實際帶領社區老人對最常活動的地點進行環

境的安全評估，找出不適合運動和適合運動的地點。在居家活動與預防跌倒的部分則以居家環境安全評估與實作，建構安全的居家活動環境。

　　社區老人銀髮樂活活動方案的成果評量，依據每次社區健康活動推動議題，主要是為評量推動「適能運動」結果的評量指標；包括：主觀評量和客觀評量二部分，主觀評量為以社區老人主觀的感覺，表達對參與社區健康促進活動後的感受；客觀評量則以儀器測量的結果如：量血壓、血糖、體脂肪百分率等，所測得的結果。

1.主觀評量

　　在主觀評量中社區老人對能運動的感覺是正向的，他們覺得更「健康」、「交到朋友」、「心情較好」、「越來越喜歡來這裡運動」、「運動的人越來越多」。除了「運動持續時間」沒有增加之外，「運動強度」和「運動次數」都較活動前顯著增加。由此顯示「適能運動有一套」已經有成效，如下表。

表 4-13　活動前後主觀評量項目配對 t 檢定摘錄表

適能運動有一套主觀評量項目	人數	活動前		活動後		配對 t 檢定	
		平均值	標準差	平均值	標準差	t 值	P 值
我覺得我比同年齡的人健康							
別人覺得我比同年齡的人健康							
我覺得我比運動前健康							
我來這裡交到比較多的朋友							
我覺得來這裡運動的人越來越多							
我覺得運動後心情較好							
我越來越喜歡來這裡運動							

（資料來源：作者整理）

　　社區資源整合方式是一種「由下而上」社區自主的方式進行整合，整合社區資源包括：公、部門、民間團體、社區熱心人士和學術機構。應用於「健康促進」、「早期發現」和「異常追蹤」。

2.客觀評量

客觀評量為以儀器測量的結果如：量血壓、血糖、體脂肪百分率等，活動前後所測得的結果比較。

表 4-14　活動前後客觀評量項目 X_2 檢定摘錄表

測量項目		活動前		活動後		X_2	P 值
		人數	%	人數	%		
體型	瘦						
	理想						
	過重						
	肥胖						
收縮壓	正常						
	異常						
舒張壓	正常						
	異常						
血糖	正常						
	異常						

（資料來源：作者整理）

H. M. Lalonde（1974）提出影響健康的四大因素為：醫療體系、遺傳、環境、生活型態。其中以生活型態最為重要。近年來興起的「樂活」（Lifestyles of Health and Sustainability, LOHAS）是一種「關注健康以及可持續發展的生活方式」，為促進健康，使人們產生動機去接受健康知識並且採取行動以避免有害的行為，養成有益的習慣，而使自己更健康。在為老人設計健康促進活動時若能考慮：老年人多重複雜之健康狀況和個別差異，善用老人過去的知識，轉換成為有利健康和改善其晚年生活的技能，結合健康促進、衛生教育等增能（empowerment）活動，不僅能幫助老人們改變生活方式促進健康，更能自我成長，成功的老化。健康促進的生活方式應及早全面的啟動及持續。

參、社區健康促進的實施方案

以往社區健康中心的服務以疾病篩檢、轉介、異常個案追蹤及管理為執行方針，近年來經由社區健康評估及民眾健康需求的提升，進而增加為預防保健及衛教諮詢，在在服務民眾的健康需求，同時也讓民眾對自己健康意識抬頭，進而將服務方向提升為現在的健康促進及衛教諮詢，讓民眾主動參與及規劃自己的健康生活。

表 4-15　社區健康促進的實施方案

項目	策略	具體步驟
建立老人健康社區公共政策	創造社區銀髮族健康生活環境	從社區出發協助各社區進行「健康生活觀念改造」運動，舉辦「銀髮族優質健康社區活動」。
		由里長及社區主委帶頭宣示執行健康均衡飲食及規律運動的決心，進而推動健康生活的運作。
	產生「健康生活觀念」共識	結合社區組織及重要人物以身作則並作為示範，落實健康生活行為，進而讓社區民眾發揮自發性力量，提出社區問題進而解決，並凝聚社區民眾產生「健康生活觀念」共識，建立健康生活願景。
	讓社區民眾有意願以身作則及示範	讓參加者重視健康均衡飲食及規律運動之重要性，並提供慢性疾病的相關衛教單張、手冊及課程。
		參加者能共同討論及記錄飲食及運動之改善成果，藉由組員討論來強化學員的認知及執行共識。
		讓參加者互相提醒、互相支持，共同為健康生活做努力。
	訂定健康生活公約提供社區老人簽署及執行	計畫執行前提供社區老人健康生活公約簽署及執行。
		提供社區健康生活護照使用，教導社區民眾正確體重及腰圍量測方法，並自行登錄於健康生活護照中，確實履行健康生活公約內容。
		結合單位配合簽署及執行健康生活公約，進而推廣社區健康生活規範。

創造老人健康支持性的環境	成立「社區健康保健站」	結合公、私立機關部門（例如：學校、戶政、地政、銀行等），提供健康生活新資訊及健康生活護照使用，以加強健康均衡飲食及規律運動之宣導及執行。
		提供血壓、血糖、身高、體重、腰圍測量及健康議題衛教指導等簡易保健服務，建立持續性、整體性照護，使民眾可獲得最迫切及需要照護。
強化社區高齡者的健康行動	推動健康飲食及體能促進	辦理健康飲食及體能促進問卷調查評估,分析社區健康飲食及體能促進需求方向,進而安排課程教學。
		安排銀髮族均衡的營養、保持健康身體的技巧、規律運動的重要性及銀髮族運動教育課程,培訓社區健康促進種子師資與組織團體結合,如：運用社區土風舞班、家政班等,培養種子成員以利於社區示範及推廣。
		安排健康均衡飲食及健康體能健身操培訓課程。
		健康均衡飲食及健康體能健身操種子師資執行社區教學及推廣。
		成立小組互相聯繫及關懷機制,提供健康生活護照使用,進行小組間鼓勵及支持方案,強化社區老人執行動力。
	辦理社區執行成效獎勵方案	結盟各里社區共同推行健康生活政策,運用民眾喜歡被讚美及鼓勵,以提高民眾參與率及執行率。
	社區支持網絡之運作	結合社區內組織團體、親朋好友、家庭等,形成互助網絡之夥伴關係,並強化社區居民行動力,互相提醒及互相鼓勵。
		邀請社區有魅力及社區重要的人物參與執行,提供銀髮族相關健康生活資訊。
		成立銀髮族健康生活志工隊推動社區志工團體,鼓勵現身說法投入推動各項健康生活宣導活動。
發展高齡者促進健康的技巧	提供健康生活型態的相關資訊	提供健康生活護照使用及登錄。
		安排「健康均衡飲食」及「銀髮族健身操」課程講座,提供社區民眾相關新資訊,增加健康生活型態的認知及執行。
		安排一系列「慢性病防治」課程及血壓、血糖測量技巧並回覆示教。
		提供「慢性病防治」衛教單張及手冊使用。
	發展健康均衡飲食執行及追蹤方案	執行均衡飲食認知前後測問卷。
		安排健康均衡飲食課程及食物熱量換算。
		發展健康均衡飲食執行及追蹤方案。

	發展規律運動執行及追蹤方案，養成規律運動的習慣	執行規律運動的習慣前後測問卷。
		提供社區各項運動熱量消耗表。
		發展規律運動執行及追蹤方案，並登錄於健康生活護照中。
	運用行銷通路	提倡「身心迎向健康－病痛遠離身心」口號，運用健康口耳相傳的技巧將健康觀念傳達至社區每個角落。
		運用親子互動關係，增進健康均衡飲食及體能狀況的推動。
		運用同儕相互關懷、互相監測的影響力量，達到定期測量血壓、體重及規律運動的目的。

（資料來源：作者整理）

社區健康營造多元化蓬勃發展，專業化的技術及組織人力的穩定度都是社區健康營造亟需面對及解決的首要問題，結合專業團隊落實執行並將經驗累積回饋給社區，育成在地的社區健康專業人力，建構更紮實的在地人才養成系統，創造社區健康營造的基礎，經由參與工作坊，凝聚共識，以適應快速變遷環境，增進健康促進的知能與共識。

肆、社區健康促進與老人健康

健康城市及社區的營造過程中，所秉以行動的理念主要是《渥太華憲章》（Ottawa Charter）有關健康促進的五大行動綱領：發展健康公共政策、創造支持性環境、強調個人技能、重整健康服務、強化社區動力，營造一個正向且支持的環境，以利健康促進行為的持續及達成，因此如何透過營造環境來改變個體行為成了健康社區的重要策略。臺灣地區由於公共衛生及醫藥的進步，死亡率逐年下降，平均壽命延長而增加了老年人口的比例，另一方面，由於國人社會結構價值觀的變遷，人口出生率逐年下降，更加速高齡化社會的來臨。「健康促進」的觀念及作為深受重視，一九八六年於《渥太華憲章》中訂定，其意義為使人增加對健康的控制與改善的過程，

健康促進可透過「衛生教育」組合學習經驗，促使人們能自願地採取健康的行為。由此突顯出老年人的健康促進與照護問題的迫切需求。如何應用衛生所基層保健服務的資源與特質，建立本土化社區老人健康促進工作之模式，促進老人健康，減少慢性病或併發症之發生，提高生活品質，已成為我國公共衛生之重要議題。健康的生活型態，是一種連結健康知識與健康習慣的過程，首重健康的生活習慣行為；Kasl & Cobb（1966）將健康行為分成三大類：

表 4-16　健康行為分成三大類

項目	內涵
預防性健康行為	定期健康檢查、健康飲食和規律運動。
控制疾病的行為	為自覺有病後所採取的行為。
醫療疾病的行為	遵從醫囑服藥或採取特殊飲食或運動的行為。

（資料來源：作者整理）

社區健康促進與老人健康引發社區高齡者對健康的重視及力行，並形成社區生活樣態，為謀持續及推廣可善於運用策略：

表 4-17　社區健康促進與老人健康的推展

項目	內涵
搭附推廣	在成立初期，因知名度尚不足，民眾也未普遍認同，考量有限人力與經費，為鼓勵居民參與活動，健康促進可以參加其他社區團體或主動聯合幾個單位共同辦理，把不同項目一起納入，並藉以提升高齡者對健康促進的認識。例如：商請例行村里民大會提供部分時間作說明會，將健康飲食推廣融入婦女會、農會家政班的烹飪研習，利用社區運動會辦理健康體能檢測活動等。
意見領袖	使社區的村、里、鄰長及意見領袖成為幹部或志工，使其發揮由點而面的影響力。以社區關懷，進行協調溝通，避免力量分散。健康營造可以運用傳播理論依時期來選擇適當議題、宣導方式及民眾對象，以獲取良好績效。
傳播說服	新事物或新思想在社區中的擴散，從首次得知至完全接納，大概可分為知悉、說服、決定、操作執行、確認等五個心理歷程。新理念或新作為的傳播過程，應考量運用包括大眾傳播媒體及人際傳播管道。在傳播早期階段，媒體功能較大；後期則以經驗者現身說法的人際傳播影響力較大。

健康行銷	將社會行銷之理念、策略運用在健康促進議題，稱為健康行銷。即以社區民眾為中心，運用行銷組合產品（product）、價格（price）、場所（place）、促銷（promotion）、夥伴（partners）等五大要素，精心設計多元化的活動，包括可邀請有魅力的人物，促使健康觀念與行為可以被認知接受。
成果分享	在行為改變過程中，經由人際間的討論、回饋與支援，可以產生增強效應。配合開發多種 DIY 自學教材，提供民眾使用。因此，志工、自助及互助團體等可以被運用在健康行為改變的介入活動中。
自利利他	在自助或他助的情況下，使個人能就其學習需要自我診斷及設定學習目標，選擇並執行合適的學習策略與方式，並評估學習成果的過程，亦即將學習視為自己責任的過程。
獎優表彰	為提高參與率，在健康營造過程中，有許多議題，如均衡飲食、經絡理療、健康保健、防止跌倒，均可以透過里、鄰的團體成績競賽的方式辦理，也可以採累積參加次數到相當程度後，給予獎勵。此外，能夠提出問題，獲得共鳴者，或想出解決辦法，經採行有效者，亦應給予表彰。
網絡連結	網絡應為一個立體的概念，即包括水準和垂直的整合和分工。它不只是一個抽象概念或分析架構，而有其實務的運作效果。在社區中建立各種健康護照，或志工服務互助網絡，及重要健康議題資料，有助於提升居民對有限的社區資源的利用，及發揮整體服務的效益。
資訊傳播	為了促進社區居民與營造中心的互動，開辦初期，除了以海報或地方臺新聞簡訊單向傳達訊息外，可逐步依社區特性及資源能力擴大辦理問卷調查、出版通訊，或建構社區健康資訊網站等。
因地制宜	民眾可依當地環境、文化、風俗民情等，引發社區民眾關注，共同參與社區健康營造計畫。

（資料來源：作者整理）

　　社區高齡健康促進沒有一定的模式或內容，也沒有一定的切入點，在社區總體營造有幾個可以的切入點，包括：生活適應的協助、社區環境的改善、生活空間的創造、高齡的終身學習等等。「社區高齡健康營造」，是以「健康」議題作為社區營造的切入點，希望經由社區健康營造後達到老者安之的目的。

結語

　　社區高齡健康促進的實施可以保護與改善長者的生活品質，有助於福利社會的實施。其主要的目的在擴增與應用有關老人以及健康領域既有的研究成果，以擴增老人的生活領域，提升老人的健康品質。社區高齡健康促進在擴增老年人的知識與技能，以增進其應付問題與適應社會的能力，使老人接受當前社會態度與政治結構所賦予的社會權益。「健康促進」是健康社區營造的重要概念及行動依據，其揭示的目標為：持續地創造並增進社區環境，強化資源的連結，使得居住在其間的民眾得以互相合作，發展其日常生活功能，並得以發揮最大潛能，達到健康促進重要的策略，達成少者懷之、壯者適之、老者安之的安康社區生活。

第五章　社區高齡者健康的營造

前言

根據世界衛生組織（WHO）的定義，健康促進是指促使人們提高改善健康狀態的過程，即指幫助人們改變其生活習慣以達到理想健康狀態的一門科學與實踐作為。世界衛生組織曾在《阿瑪阿塔宣言》中強調，藉由落實基層保健醫療來促進民眾健康，以達成全民均健目的。近年來由於國家經濟成長、醫療科技發達使得國人平均餘命延長，但延長的壽命卻又礙於不良的生活習慣以致國人罹患慢性病的比率居高不下；因此要有效防範慢性病、延長活躍生命的其中一項方案，即是運用社區健康營造的手段培養民眾正確的日常生活型態來達成全民健康促進的境界。

壹、社區健康促進的作為

任何人都會面臨老化的事實。如何讓每位社會成員在晚年時，均能有良好的生活品質，減低對社會的依賴，甚至對社會做出貢獻，最佳的途徑就是以「社區」結合高齡者照顧與教育服務體系。政府應當重視此一趨勢與事實，加強推展的努力，使臺灣高齡化的社會能有美好的未來發展。

人是社區的核心，生老病死是每個人出生後必經的路程，隨著年紀的增長，人體就像機器一樣會老朽失靈，而「老」是每個人不願面對但又不得不經過的生命歷程。隨著社會環境的變遷，「人口高齡化」問題已是全世

界共有的人口學現象。健康是人的基本權利，健康不再只是身體沒有疾病，更是個人擁有完整的社會功能及完成生命週期中的任務。擁有健康不再只是靠個人的努力而已，更需要有支援性環境，以促使民眾擁有健康的生活型態。健康是人類的基本權利，「健康促進」可有效改善影響健康的決定因素，為人類創造最大的健康效益。

世界衛生組織一九七八年在《阿瑪阿塔宣言（Alma-Ata Declaration）》中強調，藉由落實基層保健醫療來促進民眾健康，以達成全民均健目的。健康的生活包括：接受預防接種、均衡飲食、規律運動、減少壓力、避免有害健康危險因子、定期健康檢查及定期接受各項篩檢等。同時健康生活是充滿生命力、創造力及參與力，健康生活的實踐有助於社區和國家之發展。讓高齡者喚醒自我覺察，統整自我人格，達成自我掌控，實現自我目標；讓高齡者重視自主學習，對事情能從批判的角度來考量，例如以歷史的回溯，來塑造對未來的願景；以時事的評論，來建構對社會的期許；以勇者的奮鬥，來探討生命的意義；進而，能激發自我潛能，肯定自我價值，激盪出生命的火花，開創高齡者的豁達人生，以達到生命更高的境界。

一九八六年 Hancock 及 Duhl 提出所謂的健康社區是指一個「能不斷地改善社區的物理及社會環境，擴大社區資源，使社區居民可以互相支持，以發揮最大的潛能」的社區。社區健康營造是啟動社區自發的機制，讓民眾化被動為主動，關心、察覺與改造自己賴以生存的大環境進而邁向一個更好更健康的未來是社區健康營造的最終目的。

應對我們社會的發展，政府將二〇〇一年訂為健康促進年，且「全民健康」、「健康均等」、「健康生活化，生活健康化」為二十一世紀衛生施政的主軸，目的是使民眾享有高品質的醫療保健水準，邁向世界衛生組織「健康社區」的標竿。健康不再只是身體沒有疾病，更是個人擁有完整的社會功能及完成生命週期中的任務。民眾健康之維護，不能再侷限於治療層面，而社區、家庭、學校、職場，是影響個人價值觀念、生活型態非常重要的集合體，其潛移默化的影響力不容忽視。因此以終身教育的角度推展社區

高齡健康促進不僅具體可行，同時可以行久致遠。由於科技與醫療技術的發展，許多致人於死的疾病被有效的控制，使人類生命週期（Human life cycle）產生極大的改變，大多數的人多能活到老年，同時低的出生率與低的死亡率，使老年人口大為增加，今日臺灣六十五歲以上的人口不斷攀升，已步向高齡化國家，新聞報章媒體每日所載的老人問題層出不窮，更提醒我們重視老人問題，而解決老人問題，透過老人教育是最佳的手段，尤其是結合社區總體營造，發展社區學習型組織的方式，達到福利及教育老人的多重目的。

　　社會學者哈柏瑪斯（J. Harbermas）將學習的類型分為三類，分別是技術性的學習、實踐性的學習與創造性的學習；社區教育是以此三者為理念的具體實踐，以期能體現社區發展所揭示──「福利救濟型」、「安全互助型」、「學習成長型」、「道德智慧型」以及「永續發展型」中的諸多目標（甘炳光，1997）。由於社區是組成社會單位的一部分，而家庭是組成社區的一部分，個人則是組成家庭的一部分；是以健全社區將有利於個人及社會的發展。是以，「社區教育」的理念，認為現行的社區生活充滿待提升的生活習性，若能藉由高品質文化學習活動的推動，將能提升全民生活素質；並且以「造人──參與學習的提升」的行動策略來落實社區發展目標。同樣地，在社區營造的過程中，所強調的「造景──生活環境的改善」、「造產──經濟生活的增進」，也唯有「造人」才是整個社區營造的重要核心。

表 5-1　高齡社區健康促進結合社區營造的發展

主軸	目標	內涵
造人	參與學習的提升	增進高齡者對於身體保健疾病預防的具體作為
造景	生活環境的改善	結合社區環境進行生態環保資源保育社區建設
造產	經濟生活的增進	推展行動方案策略來落實減少醫療資源的使用

（資料來源：作者整理）

　　社區教育不單是營造一個民眾期待舒適的社區環境，同時是讓民眾在社區教育過程中，得到啟發與重視，並且透過參與的過程，發展公民意識與社區認同，從而開展生存意義與生命觀感，進而與社區生存及發展行動相互符應。

　　社區教育的作為，是希望達成如同美國學者 Colemen（1985）所提出的「機能性社區」（functional community）的觀點，強調社區對民眾成長與發展的影響；社區影響學校的經營績效，學校提供社區教育的機會（蘇景輝，2003）。是以，社區充分結合鄰近的學校組織，透過與社區中心、教會或寺廟等共同的推動，以結合為一學習性社區環境。學習社區對社區成員的影響與學校對學生的引導是一致的，咸皆帶領著成員一起互動與成長；建立社會資本的普遍提升，這是一種強調社會性的「終身教育」，將有助於凝聚社區成員關係及生活品質的建立。

貳、社區健康活動的推展

　　社區意指一群人的集合或組織居住在同一個地理區，有相同的文化習俗、歷史背景和宗教信仰，具有共同的利益和理想，能合力解決共同問題的一群人。健康不僅是沒有疾病，在生理、心理、社會三方面均達到安寧與舒適的境界。國際上「健康」的觀念，不再只是沒有疾病，更是個人擁有完整的社會功能，能充分發展人生各階段的生命任務。

　　社區健康促進活動是能克服高齡者對社會的退縮，如同撤退理論（disengagement theory）認為，個體生理機能的老化，會造成個體與所屬社會系統的脫離，降低老人與他人的人際互動，例如退休、子女的離去或之周遭親友的亡故等。其實，這些造成老人選擇離開人群的原因，大多來自於外部環境的影響，而這原因卻對老人造成了撤退心理與行為，這樣的結果會降低老人與社會的聯繫與參與度，久而久之，這種看似理所當

然的情況將形成新的均衡狀態並繼續維持（蕭文高，2010）。因此，很難
再激起老人活躍的欲望，也逐漸減少老人對他人與外在環境情感的投入及
互動。

　　世界衛生組織（WHO）提出活躍老化（active ageing）的觀念，成為世
界各國對於老年健康政策擬定的核心價值；WHO 推出「高齡友善城市」行
動，來具體營造有利於活躍老化的生活環境，同時也提出「高齡友善醫療
三大原則」，讓醫療體系也能積極促進活躍老化。社區健康營造（Inventing
Healthy Community）是指一個有助於民眾擁有健康生活的社區，應該強調
地域性及個人與家庭的參與，並依地方不同的需要，提供社區民眾可利用
性、可接近性、可接受性的健康生活模式，其內容則以提供社區中民眾實
踐健康生活方式所需之資訊與技巧為主，並應能持續促進支持性的環境，
以利健康行為之實踐。社區健康營造是期望結合不同專業力量，激發民眾
主動參與，提供民眾參與地方事務決策之機制，尊重文化的多元性，將健
康導入日常生活中，建立社區居民自決健康照護需求優先順序，並由居民
共同建立健康生活支持環境，透過居民互相支持，實踐健康的生活，共同
營造健康的社區。

　　參酌社會福利之邦——瑞典推展高齡者終身教育的作為，為了使高齡
者能夠進入教育服務體系，協助高齡者緩解晚年生活危機，降低社會福利
經費負擔，甚至進一步發揮高齡者人力資源效益，建構完整的高齡者教育
服務體系。其特色為：

表 5-2　瑞典推動高齡社區教育的特色

主軸	目標	內涵
建構連結社區的學習環境	發展以社區為核心的高齡者學習環境，對於高齡者而言是必要的。因為高齡者經常受制於交通、健康、經濟等因素而影響其學習，與社區連結的學習環境可以較方便的滿足高齡者的生活機能、人際關懷、心理歸屬以及熟悉的地域等利益。	有組織的運用有閒老人服務社區，組織社區老人聯誼會，結合社區志工以及社區人力資源，規劃老人健康促進推展計畫，利用社區資源來推展老人保健工作，使「社區服務老人，老人服務社區」相依相持。

建構完整的 學習支持系統	結合社區學校機構、社教團體、圖書館、文化中心以及社福機構等組織，提供高齡者需要的學習資源；此外，亦可結合社區志工組織以及社區人力資源，提供方便老人學習和所需的課程，並協助解決其學習障礙。	高齡者在社區學習機制，可透過多元學習媒體組合來建構。例如：電視、影音光碟、套裝教材、電子郵件、電腦輔助教學（CAI）、網路教學等，提供遠距教學、個別化學習以及二十四小時的隨選服務，將「教育送上門」。
重視並回應 長者學習特色	高齡者有許多不利的學習特性。易受老化的影響，在動作思考以及感官反應上均較為遲緩，記憶力和體力也較差，容易產生挫折、焦慮、孤獨等現象；客觀條件限制較多，常因交通往返不便、夜間學習不便、缺乏體力與時間、繳不起學費、個人或家庭限制、健康不佳、學習訊息管道不佳等因素而中輟學習。	在學習策略、學習技巧以及學習適應上，高齡者有別於兒童與青壯年，平均而言，高齡者需要較長的學習時間、需要較低學習焦慮的情境、較需配合其生活經驗的學習內容、需有較高彈性的個人學習進度、有較高的關懷需求、需較低體力負荷的學習、需要有特別設計的教材與教法等。

（資料來源：作者整理）

　　現有學校教育不利於高齡者因素的影響，一般適合於兒童或青壯年人的學習狀態，未必適合於高齡學習者。因此建構完整的學習支持系統，對於高齡學習者而言是必要的。具體做法可參考世界各國的措施，例如：高齡者教育諮詢服務、社區高齡者學習小組、高齡者學費優免或補助等。以為拓展社區高齡健康促進；以適應學習者的個別差異。

　　臺灣的健保制度在世界上評價很高，不過其中的盲點是，我們往往花了大筆經費在健康的後端，也就是治病的部分，卻比較少投資在前端的預防部分。老年人的生命不是只有養護和照顧，老年人需要的是機會和空間，鼓勵高齡者運動參與，建立規律的運動習慣並促進其健康，已成為未來必然的社會課題。參採渥太華健康促進行動綱領為基礎，包括：建立健康公共政策；創造支持的環境；強化社區活動；發展個人技能；調整健康服務方向（WHO, 1986）。強調環境改變與人類行為的改變，對於健康或健康品質的提升是有交互影響關係，並以健康社區六大面向之環境景觀與環保生態面向為切入點，探討社區居民對健康社區的認知與態度。「健康的社區計

畫」，乃是以社區發展的方式，來完成社區健康促進的行動，亦即藉由民眾參與的過程，使專業者與一般民眾共同發掘社區健康的議題，並結合社區的資源，一起解決社區的健康問題。考量社區的構成要素：人民、地方或地理疆界、共同的資源和服務、社區認同或社區意識，社區健康活動推動的目標包括：

表 5-3　高齡社區健康促進的實踐作為

主軸	內涵
參與者	社區居民能主動的參與並推行健康生活方案，形成社區銀髮族群對健康的共識。
培育者	培育社區健康營造的推動尖兵，將熱心與愛心向外傳播、向下傳承，永續經營。
營造者	健康資訊的營造者，主動尋找、吸收並運用健康資訊，與社區一起分享、成長。
推動者	結合銀髮族群自己動手來推行社區的健康議題，以營造最適合的健康生活環境。
召喚者	召集熱心的左鄰右舍，加入社區的健康營造中心，並達成社區健康議題的共識。
行動者	樓上招樓下、厝邊招隔壁、阿母招阿爸，大家一起參與，激發社區的潛在動能。

（資料來源：作者整理）

　　依據聯合國提供的報告：根據德、日、韓、英、美、瑞典等國的比較研究，發現老人參加越多的學習活動，就越能融入社區的生活，而對健康與安寧產生極大的幫助，所以讓老人繼續學習並在社會扮演一定的角色，可以減少社會福利及醫療照顧的支出（UNESCO, 1998）。

參、高齡者健康社區營造

　　「社區健康營造」的基本概念即是強調「社區自主」與「介入性社區健康計畫」。「社區自主」是指促使社區成員以由下而上的方式主動志願共同參與介入的互助過程；「介入性社區健康計畫」是指將健康照護的策略授權予民眾，民眾為主要的角色並將健康議題轉變為生活健康化、健康生活

化的解決模式融入日常生活中去解決在地問題。為使民眾能夠主動關心自
己的社區健康，及呼應世界衛生組織健康城市的理念，政府自一九九九年
開始推動「社區健康營造」計畫，藉由參與社區資源，使民眾發掘出社區
的健康議題，產生共識並建立社區自主照護健康營造機制，並在「挑戰二
○○八國家發展重點計畫」新故鄉社區營造計畫中，亦納入「臺灣健康社
區六星計畫」六大面向之「社福醫療」項下執行計畫之一。成立社區健康
營造單位，從每一個人的主動關懷擴及到社區，進而影響到整個城市、國
家。在社區健康營造的過程中，藉由與社區人士及專業人員彼此建立信任
與關懷的充能式人際關係。根據 Anderson and McFarlane（2004），專業人
員與社區所建立的並非傳統「由上而下」的醫療性關係，而是正確地如何
幫助社區達到轉化及自我實現的社區發展（Community development）與社
區充能（Community empowerment）。

　　參酌 Ashton（1992）對健康生活創意，健康社區的發展，可分為三個
階段，逐步推展：

表 5-4　健康社區的發展

主軸	內涵
重視社區衛生	為了防杜傳染病蔓延，各社區的重點在解決衛生問題。
重視疾病治療	雖然傳染病已受控制，轉而強調疾病治療，以提升生活品質。
重視健康促進	隨著經濟發展，各社區有不同程度的成長或衰退。相應於 WHO 健康城市計畫（Health City Project）運動，著眼於健康促進的作為。

（資料來源：作者整理）

　　聯合國為關懷高齡者的生活情況與生活品質，於一九八二年制定了「國
際老化行動計畫」（International Plan of Action Aging）以來種種行動策略，
整合過去並配合未來的情況，提出前瞻性的實施計畫，關係著高齡者教育。
聯合國將高齡者教育視為國際老人年期間及未來發展老人政策與措施的一
項重點工作。

表 5-5　聯合國國際老化行動計畫

主軸		內涵
國際老人年的架構	關懷老人處境	保障老人的生計及收入。
	個體終身發展	個體發展涵蓋各個生命階段，同時需要個體的積極開創與環境的促進。
建立友善高齡社會	代間包容關係	家庭、社區、整個社會與國家的良好代間關係的建立。
	發展老人關係	在已開發或開發中國家，因國家結構與情況的不同，在因應人口老化所引發諸項挑戰的做法與措施應有差異。
關懷老人實施原則	建立獨立自主	獲得精神、物質、參與、決定、獲得、教育、居所如願等的自主性。
	社會參與機會	能有參與相關政策討論推動的積極性，分享知識技能、提供服務社會的機會與能力。
	完整周全照顧	在安心的環境中，無論身心、健康、情緒、社會、法律、人權、自由的生活品質都獲得照顧。
	體現自我實現	能獲得教育、文化、精神與休閒各項社會資源，有充分增進發展潛力機會。
	平等尊嚴安全	無論任何等級的人一律平等被對待，讓老人生活在尊嚴與安全中，自由的發展個人身心。

（資料來源：作者整理）

社區高齡健康促進採取的是落實終身教育，以對應社會發展的重要機能，而該內涵為（社區教育學會，1995）：

表 5-6　社區終身教育的落實作為

項目	內涵
全民教育觀念的推展	在一定區域範圍內實現「教育社會化」與「社會教育化」的目標。把教育納入社會大系統，使教育與社會融合，教育功能經由學校與社區共同推動。
以社區內成員為對象	社區教育著眼於提高社區內全體成員的全面素質提升，著眼於教育資源的開發與充分利用，尤其要建立終身教育體制，為個人達成終身教育提供學習條件。
與社區相結合的教育	發展社區教育的目的是使教育更好地為建設和發展社區而服務，為提高社區成員的生活素質而服務。

各種教育因素的集合	教育與社區雙向啓動，相互促進，社區教育促進社區發展，社區發展推動社區教育，實現教育與社區的結合，教育與社會的一體化。
立足於發展社區特色	要根據地區的特點，帶有自身特定的人文、地理和社會的特點，展開多形式、多層次、多元性的社區教育。

（資料來源：作者整理）

　　社區高齡健康促進亦是一種為社區民眾服務的實際行動，在決策形成的過程中，若能採取民主化、由下而上的行動程式，將更能引起民眾的熱烈參與；因此，如何透過社區教育過程，將健康保健的精神，潛移默化於民眾的日常生活中，將是健康促進活動品質與永續發展的重要立基。提出社區高齡健康促進的推動，可藉由六種工作程式來進行：第一、知識與資訊傳播；第二、志工人力的培訓；第三、社區群眾的動員；第四、居民關係的建立；第五、社區互助的促成以及第六、社區行動的帶領。

肆、健康社區營造的體現

　　社區辦理高齡者健康促進活動，透過經驗分享，將此活動自規劃、執行、與評估的過程依次進行，並整理過程中運用到的增能策略，以作為社區推動的參考。以「高齡健康促進社區推廣宣導計畫」為例，說明健康社區營造的具體體現。

「高齡健康促進社區推廣宣導計畫」

一、計畫背景

　　人類壽命的延長，事實上是人類追求的目標。個體生活的目的，不外追求活得久及過得好。生命期的向後推移，人口的老化，正是人類追求生命意義的實現，它是一種人類生活目標的體現，也是一種成就的標準。人

口老化是一種正面的轉型，是現代科學的勝利。因此，聯合國教科文組織（UNESCO）就曾以六十五歲以上老人人口所占的比率，老人人口在百分之七以上者的社會，定義其即邁入所謂「高齡化社會」。高齡社會雖然展現了重要的意義，但銀髮革命也對社會產生了很大的衝擊，包括財政、經濟、政治、醫藥、照護、建築、商業、教育及家庭等層面。

健康國民是國家的最大資產，國民體能是國力的具體象徵，也是國家競爭力的關鍵因素、國家現代化衡量的指標之一。老年潮的來臨，直接波及教育界。由於嬰兒出生率的降低，各級學校入學學生減少，學校的減班、併校將是不可避免的現象。但對生命的另一端，由於老人人口的快速增加，老人教育機會的提供，將是一項急遽的需求，如：旅遊學習、海外研習、老人寄宿所活動、第三年齡大學、長青學苑等，型態也愈來愈多樣化，參與人數倍增，將帶動老人教育的另一番氣象。

老人已完成家庭和工作的責任，大部分的時間都是自由時間，休閒旅遊成為高齡者偏好的活動，老人的休閒旅遊成為一項新興的熱門行業，因此，對高齡者的休閒旅遊應妥為規劃，回應其需求。

二〇〇二年世界衛生組織（WHO）提出「活躍老化」（active ageing）觀念，已成為 WHO、OECD 等國際組織對於老年健康政策擬定的主要參考架構。為了使老化成為正面的經驗，長壽必須具備持續的健康、參與和安全的機會，因此活躍老化的定義即為：使健康、參與、和安全達到最適化機會的過程，以便促進民眾老年時的生活品質（active ageing is the process of optimizing opportunities for health, participation and security in order to enhance quality of life as people age）。此一定義正呼應 WHO 對健康的定義：身體、心理、社會三面向的安寧美好狀態。因此，政策或計畫促進心理健康和社會連結，是與促進身體健康同等重要，並且使老年人維持自主與獨立，乃是政策目標之一。

促進老人的生理健康、心理快樂，使老人享受健康快樂的生活。國內目前仍較缺乏針對老年人學習所發展的社區空間及場所，教育單位大都利用鄰里活動中心、國中小的教室來辦理活動。並沒有充分考量到老年人的

需求，如：無障礙空間、座椅高度及燈光照明問題，均為影響老人學習滿意度的因素之一。

世界衛生組織（WHO）在「活躍老化：政策架構」報告書中，將健康增進（health）、社會參與（participation）和人身安全（security）視為活躍老化政策架構的三大支柱。如何長期維持活絡的身心機能、樂活養生、過著身心愉悅的老年生活，創造生命的另一個高峰，是高齡者人生重要的課題。世界衛生組織（WHO）更提出，健康促進的五大行動綱領，其首要則為制定健康的公共政策，因此，在因應高齡社會的需求下，建構一個符合長者健康需求的健康促進政策，是當務之急的首要工作。

二、計畫目標

「高齡健康促進社區推廣宣導計畫」提出前瞻性推動願景，針對高齡者健康促進社區服務與輔導方案，結合中華民國社區發展協會，宣導至樂齡大學、各社區關懷據點，以利全面推展高齡者健康促進。並訂定目標、推動策略及具體執行方案，研擬訂定檢核指標，作為政策執行參考依據。

三、計畫內容

探討範圍以「高齡健康促進社區推廣宣導」為主，擇定都會及鄉村社區，並以實踐大學及所實施彰化二水鄉家政教育推廣中心辦理多年的「長青學苑」先行試辦社區。再以中華民國社區發展協會宣導至全省各社區。並分項訂定指標、推動策略及具體執行方案。

1. 高齡健康促進社區推廣與輔導方式。
2. 高齡健康促進社區推廣與輔導推動方案及相應措施。
3. 高齡健康促進社區推廣與輔導推動成效及實施效益。

四、執行方式

　　結合健康城市、安全社區、社區健康營造、社區照顧關懷據點等，依社區老人特質與需求，共同推動老人健康促進，包括健康飲食、運動、跌倒、老人用藥安全、慢性病預防、健康篩檢與血壓量測等。

1. 成立研究推動小組，邀聘專家學者組成，籌劃有關編訂事宜。
2. 進行國外高齡者運動健康促進社區推廣與輔導發展趨勢與願景資料蒐集，國內政策、施行現況相關資料進行彙整及分析。
3. 邀請學者、官員、社區工作者，展開現況資料蒐集及彙整，提出規劃架構。
4. 成立諮詢委員會，確定推動架構及推動範疇。
5. 定期召開規劃、推動會議及諮詢委員會議，據以檢核規劃內容。
6. 完成規劃方案。
7. 分區召開推動座談會（分北、中、南、東四區，每區邀約專家學者與會）。
8. 提出規劃報告。
9. 辦理成果記者會。

五、辦理期程

　　本計畫屬初期規劃階段，預計完成各階段工作內容及執行期程如下表：

時程 / 步驟	自研究推動日起 12 個月											
	第1月	第2月	第3月	第4月	第5月	第6月	第7月	第8月	第9月	第10月	第11月	第12月
成立規劃小組	■											
進行政策研究與評估		■	■									
擬具推動架構		■										

工作項目	1	2	3	4	5	6	7	8	9	10	11	12
展開資料、意見蒐集及彙整		■	■	■	■							
成立諮詢委員會	■											
確認撰述架構		■										
定期召開推動小組及諮詢委員會議		■	■	■	■	■	■	■	■			
推動計畫撰述			■	■	■	■	■	■				
完成推動初稿								■				
召開社區推動座談會								■	■			
彙整座談會資料並修正初稿									■			
召開修正會議									■	■		
提出成果報告										■		
辦理成果記者會										■		

六、預期效益

(一) 針對高齡健康促進社區推廣與輔導進行先導性試點作為。

(二) 宣導高齡健康促進社區推廣與輔導推動策略及具體執行方案。

(三) 提供我國推動高齡健康促進政策及執行之重要參考依據。

結語

　　有些長輩並非身體真的有病痛，而是找不到存在的價值和意義，透過引導，誘發樂活的因數，就能讓長者找回生存的價值，開心健康過日子。每個人都會老，但如何活得久、活得好，需要整個社會用心來經營。在高齡化快速到來的今天，期待高齡友善社區可以快速普及，讓老人家更能快樂、健康、有尊嚴、有品質的過日子，與社會、家人達到三贏的目的！檢視過往將健康生活社區化的計畫納入「國家發展重點計畫」及「健康社區六星計畫」中，即可看出是落實以社區作為政府最基礎的施政單位，以期藉由民眾的學習與參與，激發社區意識與自決能力，建立健康的支援性環境等方式，共同營造健康社區。

社區高齡健康促進

第六章　社區資源與健康的促進

前言

「健康」一直是人們生活所追尋的目標之一，世界衛生組織（WHO）於二〇〇二年提出「活躍老化」（active ageing）觀念，將「活躍老化」定義為生理、心理、社會三面向的安寧美好狀態，主張從健康、參與以及安全三大面向上，提升高齡者之生活品質。世界衛生組織於《渥太華憲章》將健康促進定義為：「使人們能夠強化其掌控並增進自身健康的過程」，人類在不斷發展各種高科技的醫療技術以及開發各種新藥，都是為了追求更健康的生活，站在對抗疾病的觀點，以消弭疾病來達到健康的目的。所定義健康不僅止於消弭疾病而已，而是應存在更積極的意義。

隨著醫療科技的進步、衛生環境的改良、國民經濟的提升，人口老化已是全世界必須共同面對的問題。一個人的老化過程牽涉到個人生理、心理、社會結構三種因素的相互影響。老人在生理、心理與社會三個方面健康的重要性，老人在身體健康（沒有疾病和失能）的情況下，能維持心理功能的正常運作，且建立良好人際關係，積極參與社會，是成功老化的表徵。鼓勵自在樂活的老年，政府必須用具體政策，注入人性化、科學化、產業化、國際化、互助化的元素，來正向看待「高齡化」的議題，化危機為轉機，並引領產業界看見老化潮帶來的新內需，發展健康促進作為，例如：休閒、養生保健、資訊科技、行動輔助及各種居家友善設計。

壹、社區健康促進的意涵與重要

　　國人的生活型態隨著世界潮流、勞動漸少，再加上老化，疾病型態由傳染性疾病轉為慢性疾病。鑑於慢性病之罹病率及盛行率日益升高，急性傳染病之發生及流行令人措手不及，二者所危及到的健康狀況、生活品質、國家經濟及社會秩序可謂不小。人口老化是促使慢性病罹患率增加的主要原因之一，除此之外肥胖、不健康的生活飲食型態、缺乏規律運動、精神環境不佳，也是誘發中老年病的危險因子。許多研究證實加強教育宣導，高危險群健康促進，早期發現、早期治療及建構完善的重要工作，是慢性病防治的重要工作。健康的促進及維護並非一蹴可幾，必須是終年累月且持續不斷，在經過一段的長時間之後，方可看到成效。

　　針對「健康」曾有不同的定義及概念，一直以來醫療模式認為健康就是「沒有疾病」，於是健康與生病是二個分別存在的狀況。其後認為健康與疾病應為一連續性過程；直到心理及精神學家認為的健康應包括心智及心靈；社會科學提出社會因素對於健康的重要性。個人都有維護及促進健康的想法、欲求及動機，然而其所表現出來的生活方式及行為卻常未必是合乎「健康」的。影響健康行為的表現深受其所處之大環境之中的文化、價值觀及社會風俗習慣所影響，然而也受到醫療保健資源的充足性、便利性、合適性、接受性及可近性所影響。個人的經濟能力、教育程度及認知、態度等的形成，除了與大環境之中的政治、經濟及各種體制健全情形有關之外，也常受到個人的社會網絡，包括：家人、親朋好友、左鄰右舍及各種專業人員的關心、支持與鼓勵所左右。於是一個正向且積極的健康促進乃是運用「賦權充能」的概念及策略，儘量去除或降低環境中不利個人採行健康行為的阻力，另一方面則積極地增強會影響及促進個人健康行為的助力。

　　老人身體活動健康促進服務的目的在於使老人「有能力」、「有意願」從事或適應動態生活，累積足夠的身體活動量，就能獲得高效率的健康投資回報。專業上則建議：一、規律運動，每天至少三十分鐘；二、以強化功能性健康表現為主；三、肌力訓練可以減少肌肉量與骨質流失；四、柔軟度訓練可以促使老人輕鬆勝任日常的活動；五、多做一些平衡運動，對預防跌倒有重要的功能；六、盡可能超越最低的運動量。

　　身體內部的老化會產生個體功能性的衰退，引起其他心理的因素，因此，高齡者可藉由掌控並增進自身健康的過程，達成個體在身體、心理、社會能力的維持，以保持身體的最佳狀態，並經由有效率的學習，讓高齡者願意學習、勇於學習，朝向優質性的老化，由「活躍老化」進而達到「成功老化」的目的。健康促進是預防醫學的初級預防，著重於正面積極的健康，即一個人對自己有信心，同時體力充沛又富有朝氣，所強調的是增進幸福安寧和生命的品質，而不只是壽命的長短。從事規律的、及安全有效的身體活動，對提升老年人日常生活之功能性、健康體適能及生活品質都有很大的幫助。社區高齡健康促進，對高齡者評估健康風險，並建構完整的健康資訊平臺，與高齡者共同作健康管理及規劃，以下列四種模式：

表 6-1　健康檢查融入社區健康促進的作為

項目	內涵
進行高齡健檢作為	政府積極投入國家型保健或篩檢計畫，增加現有的檢驗項目，能提供準確、安全的檢測，使民眾易於瞭解報告內容。
健檢配合健康管理	服務提供者每日與使用者互動，在平臺對話，例如健康諮詢、餐飲訂購等，收費標準依照服務內容深度而定。
健檢配合旅遊養生	提升健檢服務，配合旅遊養生產業，以科學檢驗數據作為提供體驗保健的基礎，強調能親自體驗健康。
健檢產品配合通路	擴充產品通路服務，以個人化需求為基礎，讓個體瞭解自己的健康狀況，選擇適合自己的健檢產品。

（資料來源：鄭少凡、李唐峰，2010）

誠如《渥太華憲章》提到「健康促進須透過有效的社區行動來設定優先順序、做決定、擬定策略，並執行這些計畫以獲得更好的健康，這個過程的核心是使社區具有能力去控制自己的努力和命運。」其精神是透過社區組織來完成社區行動的方式。近年來與社區健康營造有關的重要政策，為政府所提出的「新故鄉社區營造」與「臺灣健康社區六星計畫」，其中在「社福醫療」部分涵蓋三個重點：

第一、發展社區照護服務。

第二、強化社區兒童照顧。

第三、落實社區健康營造。

在落實社區健康營造的策略中提出「健康生活社區化計畫」，工作項目為「建立社區自主健康及疫病防治營造機制、培育種子人員、強化地方政府推動健康營造之輔導、推動健康城市計畫、營造健康與安全的支持環境」。由上述資料可見社區健康營造已列入國家重大施政政策的項目當中。

社區健康營造是順應世界潮流邁向健康城市的一項機制，社區自主與介入性社區健康計畫是完成營造健康社區的其中概念；此運動需要借助全民運動來推展，而正確的概念有助於營造運動的永續進行並達成 WHO 在 Alma-Ata 宣言中所提及的全民均健目標。Pender 所提出的健康促進模式宜增強個人所處的環境因素來促進其健康行為，有效地運用及擴張人際網絡的社區資源以強化個人的支持力量及個人能力，並進一步的影響其家庭、組織及社區，彼此的關係是互為影響且互動循環的。因此運用賦權充能策略來增強個人的健康促進行為，視為個人轉化（transformation）的一個循環性過程，其最終目標在使得個人真正地達到生理、心理、社會及心靈均衡、安適的健康狀態。

貳、運用社區資源促進社區健康

一九八六年世界衛生組織（WHO）提出渥太華健康促進行動綱領：建立健康的公共政策、創造支持性的環境、強化社區行動、發展個人技巧、及再造健康服務體系為基礎，透過結合不同專業力量，激發民眾主動參與，提供民眾參與地方事務決策之機制，尊重文化的多元性，將健康導入日常生活中，建立社區居民自決健康照護需求優先順序機制，並由居民共同建立健康生活支持環境，透過居民互相支持，實踐健康的生活，共同營造健康的社區。

社區健康營造運動開始於一九八〇年中期，由 Duhl 和 Hancock 帶動此概念，世界衛生組織（WHO）為執行此運動之先鋒。為能營造整個環境是正向且支持的，在推行健康促進的計畫時，很重要的策略在於動員社區中可運用的資源，亦即轉化各種可用的資源成了支援的力量。

社區健康營造的基本前提即是強調個人與社區自主；個人自主提升控制自我的社會支持力，社區自主則是著重增強社區解決問題的能力，民眾能力的提升及意識的覺醒，如同健康促進之融入生活般，是不容易且必須持續且堅定的，清楚目標何在，尋求更多的同道支持，且耗時曠日的。「營造高齡友善健康環境與服務」，即在落實「健康老化」、「活躍老化」政策目標，降低高齡長者失能率、依賴率，延長並普及「健康餘命」，讓我國長者更能享有健康、參與及安全，並創造金色老年的永續目標。它是一個繼續不懈的過程，任何成效及挫折都是在轉化社區的一些助力與阻力，其目的在於不斷地累積向目標前進的能量，社區的能力因而與日俱增。因此光憑藉專業人員的單獨努力，不可能獨立達成與扎根持續，必須與社區成為夥伴關係，建立共識及遠見，也必須與其他專業共同合作，集結更多的資源及能量。由上述可結論出個人自主較具個別獨特性、社區自主則較

講究整體可用性，所以社區自主是個人自主的總和，再者兩者均脫離不了社會、社區之大環境，故兩者都是推動營造的基礎原動力。

社區資源指的是用以協助社區解決其問題、滿足其需求、促進其成長的所有動力因素，發掘出來的社區資源必須要經過規劃的過程，才能為營造者所用。此時，各項資源皆有系統的建立檔案，只要營造者活動需要，便可加以動用。有時瞭解自己所能動用的資源，能幫助營造者順利的計畫其社區活動。

表 6-2　社區資源的作為

項目	特質	作為
人力資源	人力資源的規劃包括組織、訓練和調配三個層面。譬如對於青少年的規劃，一定先行加以組織，選舉幹部，以負責團體運行；其次要施以導覽方面的訓練，使能擔任向社區人士或外來參觀者介紹社區營造的概況，並能回答問題；接著是予以編組，建立檔案，檔案內容應包括：姓名、性別、年齡、住址、電話、就學或就業單位、職稱、可以提供服務的項目和時間，以及其他相關事項。	人力資源的動用宜根據其專長，在計畫辦理活動之時，先行聯繫，取得其答應後立刻寄出活動邀請函，提示應準備事項及其擔任的工作，並註明接送方式，務使其感到受重視，才可能有第二次動用的機會。
物力資源	物力資源的規劃重點是分類和建檔，譬如要辦理演講或展覽的場地，社區內若無理想場地，便可依據地理遠近、場地容量、設備狀況、使用手續和收費情形，分別建立檔案，以利動用；其他的物力資源，可以採同樣方式建檔。	物力資源的動用宜把握經濟原則，使所獲得的資源發揮最大的效用；其次應注意設備的維護，尤其是借用的器物，才能使物力資源，源源不絕。
財力資源	財力資源的規劃包括資金的籌募和管理，對於要編列預算才能爭取得到的經費，應特別注意時限和有效性；對於外界的資金，應透過籌募手續，政府、社區人士和社團企業皆是很好的財力資源，工廠和公司的負責人也是資金的重要來源。籌募到的資金要有妥善的管理措施。	財力資源的動用應做到徵信與動支程式的合法化，依據預算使用，所有帳目公開，主動提供相關人士經費收支明細表，才能確保財源。
組織資源	組織資源的規劃包括爭取支援、瞭解功能和建立關係。目前各政府單位皆相當注意社區基層民眾的參與，皆很願意協助社區營造者將其單位的任	組織資源的動用應注意互相的尊重和雙方的利益，在規劃社區活動時，可先行向

務落實在基層上，這些單位的狀況便值得重視，並建檔備用；致於其他民間機構，營造者可視地區遠近，主動聯絡，建立關係，爭取支持以建立檔案。	該組織負責人請教該機構能協助的事項；若有未盡事宜應隨時聯絡，以增進雙方的合作關係。

（資料來源：作者整理）

社區資源的運用，應考慮資源的發掘、資源的規劃和資源的動用等三步驟。社區資源的發掘有訪問、調查和公開徵求等方法：

表 6-3　社區資源的發掘方式

項目	內涵
訪問	社區重要人士、學校教師、機構負責人、社會善心人士和專家學者等，可以利用各種場合，以訪問的方式，探詢其參與推動社區營造的意願。
調查	對於廣大的社區居民、社區團體和散處各地的潛在資源，以調查方式廣泛徵求其參與社區營造的意願。
徵求	若無時間從事訪問調查以發掘社區資源，公開徵求是一個較為簡便的方式，透過海報、登報和廣播的宣傳方式，讓廣大的潛在資源，得以知道此一消息。

（資料來源：作者整理）

依世界衛生組織（WHO）於一九八六年渥太華健康促進行動五大綱領為依據，如：

表 6-4　渥太華健康促進行動五大綱領

項目	內涵
建立健康的公共政策	鼓勵地方政府整合跨局室及跨領域專家學者，在制定政策和實施規劃時將健康納入決策的議程中，考慮到這些政策和規劃對健康可能造成的影響。
創造支持性的環境	營造符合安全、有激勵性的生活及工作情境，藉由支持性的環境讓社區居民能實踐及維持具體的健康促進行為。
強化社區行動	激發社區參與，以社區發展由下而上的方式，發掘、分析及解決社區健康議題，共同推動健康促進工作，落實健康生活，營造健康的社區。
發展個人技巧	提供適當的健康資訊，增進健康生活所需的技能，利用健康資訊或教育管道加強個人生活技能，以支持個人實踐健康行為。

調整衛生服務的取向	促使健康部門的角色朝向健康促進的方向改變，不再僅以提供臨床與治療服務的工作。

（資料來源：作者整理）

　　對於社區而言，亦是一個不斷地正向性變化社區的過程，使其成為一個健康、有活力且富生機的社區；其具備有積極主動尋求資源、解決問題的能力及動力，並充滿著互相支持及正向積極的能量。任何政策的決定、規範、經費挹注及各項資源之分布，皆以民眾的需求為中心，民眾具備決定的能力，而不是為了計畫而計畫，為了核銷經費而舉辦活動，為了呈現績效而過於強調數字的呈現，使得民眾成了被動的「參加者」、「消費者」及「使用者」，而非「參與者」及「受益者」。

參、社區健康的計畫與策略運用

　　Tannahill 認為健康促進透過衛生教育（health education）、預防（prevention）及健康保護 （health protection）三個層面的努力，來增強正向健康與預防負向的健康。所以，健康教育是健康促進的方法之一，是公共衛生所要追求的一個理想。臺灣健康營造的啟動是在總體營造施行之後，「社區總體營造」一詞第一次正式出現是在一九九四年由文建會首度提出這個概念；總體的意涵為強調整體、全方位，即滿足社區生活各方面的需求，其中包括社區醫療；由此可見約在總體營造就已經把涉及健康促進納入營造的重點，因此提出「藉由社區總體營造的手段，來促進社區健康」即為「社區健康營造」。學者 Rodwell（1996）認為增能的先決條件包括：「互信與互助」、「教育與支持」、「參與與相互允諾」。評估本人與志工們共事的過程，而增能的層次可分為：

表 6-5　社區教育的落實作為

項目	內涵
心理增能	即個人做決定以及控制個人生活的能力，強調正向自我與發展。
組織增能	組織成員能分享訊息與權力，運用合作決策過程（包含設計、執行、控制以達成雙方設定的目標）。
社區增能	個人與組織應用他們的技巧與資源以集體的努力來滿足社區的需求。所有活動都須進行評估，以作為改進的參考方向。

（資料來源：作者整理）

　　在二十一世紀為了建立一個以知識為基礎的產業架構，是需要發展學習文化的，學習文化的要素是什麼？從終身教育理念的推動及學習型組織的發展，均促使學習文化的接續出現，並引起社會的關注。社區教育就是社區整體的、長遠的、發展的關鍵，從社區的教育與學習著手才是社區發展的活水（陶蕃瀛，1994）。社區想要發展良好，必須從社區居民的教育著手，而社區教育成功的關鍵又以社區學習最為重要。是以，政府民國五十七年頒行的「社區發展工作綱要」第十二條的精神倫理建設，強調社區學習的重要，進而塑造社區學習文化。教育部於民國八十六年公布《邁向學習社會白皮書》中，明確推展學習型社區方案，「促進社區學習體系的建立……增進社區學習的機會與風氣，以塑造社區學習的文化。」社區教育是對於社區發展有著重要的影響，有助於社區發展與社區學習體系的建立。所強調的學習具有以下特徵：

表 6-6　社區學習的特質

項目	內涵
是一種情境過程	從情境認知的觀點，學習是參與一個文化意義系統（culture meaning system）的過程，要瞭解和學習意義必須嵌入文化之中，孤立於環境與文化不能算是學習。學習須和環境、他人進行意義系統的分享，這個概念強調學習是經驗的核心。

是一種 社會經驗	就情境學習而言，學習植基於參與社區的實踐，大部分的學習是經由觀察、模仿和參與而獲得，並非只有實質的東西才能學習。社會學習理論（social learning theory）認為人類的學習，係透過人際與環境因素的交互作用，獲得有用的訊息所產生的過程，此為個人社會化的歷程，經由社會中的交互作用，運用增強、模仿與認同作用等方式來學習。	
學習創造 嶄新的自我	經由情境認知、社會互動的學習歷程後，其最終的目的是自我的改變，學習與自我是不可分割的，自我無法從學習和文化層面分離。同一依靠在自我的概念上，由三個部分組成，分別是個人的、集體的和公共的，個人的係指個體的特性、狀況與行為；集體的是指個人是團體的成員；公共的意指個人如同他人的代表。所有的自我均涵蓋上述三種範疇的成分之一，但在一個特定的自我概念運作的程度是隨社會的文化脈絡與行動的立即情況而變化。	
教育學習 文化的要素	在一九九○年代至二十一世紀早期，世界快速變動，知識的創新累積與過時更加迅速，每一個人需要不斷地學習，在觀念上有繼續不斷學習態度，並發展新的技術與能力以便適應邃變的世界。	

（資料來源：作者整理）

　　健康促進是指結合教育的和環境的支持，使民眾能採取有益健康的行動及生活方式。健康促進的服務或計畫在於影響人們的生活型態，使個人、家庭及團體能採行健康行為，達到疾病預防（disease prevention）的目的。因為疾病開始於某項危險因子，疾病預防是去除危險因子或行為。疾病預防分三階段：

表 6-7　疾病預防分三階段

項目	重點	內涵
防止疾病發生	發現及減少危險因數	增進社區內民眾之醫療保健知能，以期達到疾病之預防及良好控制，提升民眾自我健康照顧能力及生活品質，降低醫療支出。
早期診斷健康	教育遵醫囑行為	安排一系列運動及衛教課程，透過一連串體適能防跌、健康飲食調配、居家環境安全檢視及老人心理健康等課程，改善個人生活技巧，期許社區老人生活品質獲得提升。
殘障者的復健	共同建立多元化基層保健網絡	在既有的衛生保健體系之下，結合民間資源，激發民眾參與，以社區發展由下而上的方式，發掘、分析及解決社區健康議題，共同推動健康促進工作，建立健康支持性環境，營造健康的社區。

（資料來源：作者整理）

　　健康老化應包含生理層面、心理層面及社會層面的良好狀態，所以，健康老化的定義為：「高齡者的老年生活裡，在生理、心理及社會三個層面上的適應良好程度。在生理層面上能自給自足，滿足生活基本需求；在心理層面上有正向積極的適應心態；在社會層面上有良好的家庭與社會互動關係，此三層面表示成功老化的程度。」再者，透過學習的目的，希望能讓高齡者喚醒自我覺察，統整自我人格，達成自我掌控，實現自我目標，進而從成功老化達到活躍老化，必須增加「學習層面」。然而生活型態的轉變，並非一蹴可幾，但也絕非靠著逐步地改善個人的認知及態度著手，亦非僅強化個人的自我效能，而是要讓個人所處的環境，包括家庭、工作場所及學校都能共同給予支持及協助的力量。

　　健康促進（health promotion）：民眾為了過更健康的生活而從事有益健康的活動，所以健康促進包括衛生教育、政策、環境。對象是健康的人，採取的是有益健康的行為。各種健康促進計畫及社區資源動員的依據，應以社區民眾的需求為核心及依歸。其所產生的成效及價值不僅是在計畫本身所欲達到目標的程度而已，而是社區再經過一波一波的健康促進計畫後，能重新定位自己存在價值及真正需要，並且將個人本身、個人與家人、朋友、鄰居及與其他團體之間的情感及支持力量更加鞏固。這樣的力量一旦建立起來，社區當可具彈性及應變能力來因應各種狀況或突發其來的災難例如地震、颱風，及急性傳染性疾病例如 SARS。這就是健康促進也是健康社區營造的目標；「在一個正向、積極且支持性的環境之中，使得生活在其中的個人、家庭及團體都能有能力因應各種狀況，主動尋求各樣的資源，以能夠發揮個人的最大潛能來執行其日常生活功能。」

肆、社區健康中社會工作者角色

　　健康促進的理念，應是一個增強人們的組織措施及自身能力的過程，進而改善影響健康的多重因素，從而提高健康水準及生活素質為主要目的，而不是將達到健康視為最後的目的。依 WHO 說明「自主」是指先由專業人員提供訊息來指揮督導民眾，但最終還是使民眾能實際有效的介入參與處置自己的需求與健康照護問題；自主是互助的過程，即為賦權予民眾照護自己的健康生活與計畫性的抉擇自己的健康狀況。

　　社區健康營造包含範圍已超過傳統衛生醫療保健工作，基於健康促進的立場，對於健康社區的發展，社會工作者可扮演的角色包括：

表 6-8　社區健康促進中社會工作者的角色

角色	內涵
倡導者	健康社區是結合社區資源已完竣該工作，「健康觀念的倡導」是社會工作者責無旁貸的任務。
促成者	藉由平日對於社區的觀察，基於對社區的關心，及本身的知識與技能，促成社區中相關團體或組織著手進行與社區健康有關的活動。
協調者	社區內成員眾多，各式組織及團體林立，彼此間的聯繫有限，然而社區健康營造所期待的是社區整體的行動。因此，如何結合，有賴於溝通協調者的穿針引線。
諮詢者	社會工作人員本身就是發展健康社區的主要資源之一，其所具有之專業知識及技能都是計畫不可或缺的要素，但因各社區的需求及做法不盡相同，最好是站在諮詢者的立場，傾聽社區居民及組織的意見，瞭解社區居民想法，提供最適切的協助。
執行者	應以積極的態度，主動的發現及處理各種健康問題，並對於與社區健康有關的各項議題（包括環境、社會、文化、及風俗習慣等）多所關切。
評價者	提供評價所需的相關知識與技術，並應時時計畫注意對健康（不論是個人或社區環境）的衝擊與影響，適時的以評價結果回饋於計畫，以作為調整或修正的參考，確保執行時不致偏離健康的宗旨。

推廣者	在健康社區計畫中扮演經驗傳播及推廣者，因健康社區的發展為一持續不斷的過程，因此，蒐集各種成果，使社區居民看到努力後的收穫，強化社區繼續努力的信念。

（資料來源：作者整理）

　　Riley & Riley 於二〇〇〇年提出「年齡整合」的觀點，說明早期人們常依社會規範形成不同角色，不同角色的規範均認為少年時期應接受教育；中年時期應承擔工作與家庭責任；到了老年時期則應該享受休閒的退休生活，這種年齡區隔（age-differentiated）的方式，在當今人口老化過於迅速的社會結構中，因老人角色無法獲得適當調整，而產生結構性落差（structural lag），因此，應把既有的年齡區隔移除，將受教育程度、工作性質及年齡等構面加以打散，讓不同年齡層的人共同參與，形成年齡整合（age-integrated）的結構，雖然，年齡整合模式是種理想類型，但是，實際應用於生活情境並不容易，不過，其理念可協助吾等作為活躍老化政策架構之參考，例如：老年時期可依據意願、興趣、能力、經濟等條件，選擇繼續投入職場，貢獻其力，或是參與終身學習活動，增加環境適應；甚至以代間學習方式來促進代間溝通，縮短世代距離，傳承文化價值，降低偏見歧視，增加老者信心。

　　自主（empowerment）會影響社區健康營造實務的整體發展過程。empowerment 為「自主、賦權/賦能、充能或營造」；社區充能的特質有：主動參與，各個不同團體的參與，有權力及能力作決定並付諸行動，所產生的成效是創新且無法事先預期的。專業人員所抱持的態度是中立、不批判的且能夠以真誠、關懷的態度予以支援，主要的工作職責在於幫助成為完整的、有能力的社區，以達自我實現。重要的要訣在於不斷的與社區進行充能式對話，除了喚起對健康的覺知，重要的是一直持續的藉由健康計畫的推動來動員資源與激發參與者的能力（empower），以解決問題並提升社區的凝聚力及意識。社區自主是指意圖促使社區成員彼此互相尊重、自決、自省、關懷與介入的互助過程；在社區自主中最主要是根據預防疾病與健

康促進的初級健康照護目標及民眾自我決策方式來完成社區健康照護
（McMurray, 1991），此種初級健康照護及自我決策即為 WHO 所提及的三
個基本概念：社區介入、互相合作、及自主。

表 6-9　社區工作者的角色

項目	內涵
重視營造的自我責任	執行營造過程的首要條件為喚起民眾要有自我健康照顧的責任，亦即關心注重自己的健康，如此才能帶動民心；反之若民眾無自我責任感，則計畫推動將必受阻遏。
落實「介入性社區健康計畫」	要先將解決健康問題的相關衛生教育內容教授予民眾，並確定民眾明瞭後，才能論及自主與介入，並非是放牛吃草的虛假賦權。
自我照顧計畫過程	如同 Hornberger 和 Cobb（1998）所強調的「自主」及「介入性社區健康計畫」在執行過程中要先瞭解社區的需要後，再照護整體的民眾並且還要時刻監測社區整體的健康狀態。
在地化資源	社區資源是達成「社區自主過程」不可或缺的重要組成元素；其來源均強調資源在地化，即運用當地資源解決在地問題。社區資源可分為：人、財、物力、自治團體，影響到自主的策略與社區營造能力。
加強宣導	多加利用鄰里、學校、團體機關等所舉辦的各項活動融入營造主題來推展計畫。
建立社區共同體意識	凝聚在地社區民眾的整體向心力達至總體性運作，用全民團結力量大的共同體意識完成社區健康營造的使命。

（資料來源：作者整理）

　　因此社區工作者必須運用「參與式行動計畫」來促使有效性策略的推
動以解決社區所想要解決的健康問題，並輔以「參與式行動研究」與社區
共同學習、改變及行動，並有系統的收集參與過程的經驗並改變過程。在
這樣的過程當中，所運用的策略及社區工作者的角色是透過完整的社區健
康評估以瞭解民眾的健康狀況及採行健康促進行為的助力與阻力；及善用
社區中可運用的資源，並藉由衛生教育的實施將此過程轉變為民眾主動介
入參與的行為；當賦予民眾自主與自我信賴時則能促使社區邁向健康的照

護，而介入性社區健康計畫則是能讓民眾界定自己本身的需求與決定健康問題的優先順序。

結語

社區健康營造（Community Health Development, CHD）的定義：「為社會性與健康性的發展改造過程，也是綜合性的社區健康照護；其運作的基礎包含初級健康照護、健康促進、及社區營造；在執行營造時要賦予全體民眾權利，使民眾明確判別並共同參與健康行動。」隨著時代的變遷，以及少子化和核心家庭人口結構的變遷，使得各國之生產力面臨老化或衰退的現象，加上全球化所造成的金融風爆、人力成本的精簡及精緻化，如何積極運用高齡人力已成為世界的主流和趨勢，這也表示高齡者不再被期望只有「含飴弄孫，頤養天年」的角色，而是更加積極的希望有能力的高齡者再次進入社會，與社會一同脈動。因此，如何使老人再次融入社會中，甚至提高社會參與力和影響力，成為各國所重視的發展政策，例如：鼓勵有生產力的老人繼續工作，不論是專職或兼職，或調整角色與職務，或者擔任志工等。

老人健康促進服務模式，除了致力於「疾病預防」及「健康促進」外，還要建構完整的「預防治療及照護」模式，因此，老人健康促進服務模式，應建立完整安全的服務網絡，在運用專業能力從事健康促進與活躍老化的過程中，應建構友善安全的環境，讓高齡者感受自主與尊嚴，引導其充滿活力與熱情，例如發展生命守護系統，以降低危害因子，增加高齡安全係數；發展醫療硬體產業，以強化高齡健康保障，延長壽命；發展遠距居家照護，以輔助家庭照護，提升高齡者活動自由；發展投資理財規劃，以保障高齡者生活品質，安享晚年。

社區高齡健康促進

第七章　健康社區回應人口趨勢

前言

　　近年來，因國人疾病型態轉變，致社會大眾對健康需求層次不斷提高，過去消極的預防疾病已被積極的健康促進所取代。世界衛生組織認為健康社區是一個過程，也是一種結果，社區健康營造的目的是希望營造健康環境，改變民眾健康行為，以達到改善社區居民健康狀況及生活品質。希望透過社區居民的主動參與，結合社區中不同專業的力量，實踐健康生活，共同來營造健康的社區，達到全民均健的目標。

壹、臺灣人口快速變遷趨勢

　　臺灣人口負成長趨勢已成為社會必須正視現象。根據最新人口推計顯示，我國人口零成長的時間點不斷提前，估計二〇一九年後即呈負成長，依此趨勢，二〇六〇年時，我國人口僅剩一千六百六十萬人，減少到目前人口的七成。銀髮海嘯來襲，臺灣人口結構正快速老化，預計二〇一七年邁入「高齡社會」，屆時六十五歲以上人口超過百分之十四，二〇二五年進入「超高齡社會」，六十五歲以上人口逾百分之二十。另外，十五到六十四歲的工作年齡人口於二〇一五年達到高峰期，之後即逐漸降低，再過四十五年，也就是二〇六〇年時，臺灣將與日本、韓國同列工作年齡人口比率最低國家，工作年齡人口將不到總人口數一半。這將嚴重影響國家競

爭力和生產力，以及衍生各種社會問題，因此社會宜側重老人照護和資源
分配的關注。包括，針對無障礙空間、交通運輸、住宅、社會參與、敬老
安老與社會融入、友善工作與志願服務、通訊資訊、社區及健康服務等進
行規劃。

　　老年人（elderly people）的定義有許多種，一般採用的定義泛指年齡在
六十五歲以上者。Erikson 主張人的一生將經歷八個心理社會發展階段，每
一個階段都有主要發展的任務與使命。「老年的生活要回甘！」分享讓生活
回甘的方法，就是保有尊嚴的自主能力、保存與分享人生、心態要年輕，
快樂享受時光。老年期是人生發展的最後階段，主要發展任務是自我統合
（ego integrity），老年人在此階段會回憶過去各階段的經歷與生活，如能欣
賞自己一生的努力和成果，並接受老年期的變化，就能完成自我統合的發
展，保持愉快的心情很重要，家人的陪伴與照顧更是老人家日常生活中有
力的支撐。若此階段無法完成自我統合，將會產生絕望、痛苦和遺憾。老
年期可喻為人生的黃金時期，是最美好、成熟的時刻。面對高齡化社會，
老人家最需要什麼？根據針對六十五歲以上長者進行問卷調查發現，長者
需要「陪伴」與「參與」，所以家人的陪伴照顧、提供舞臺空間及參與活動

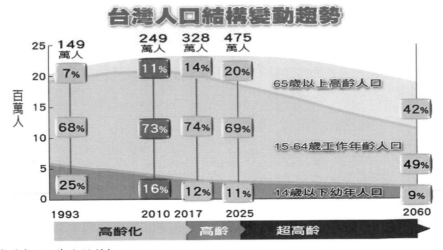

資料來源：衛生福利部

的誘因相形重要。精神健康的老年人能積極的適應此階段的變化與挑戰，保持正向的自我概念，視自己為一獨特、有價值的個體，與他人及社會保持有效的溝通與互動（戎瑾如，2003）。

　　從人口老化的過程看來，生老病死是每個人出生後必經的路程，隨著年紀的增長，人體就像機器一樣會老朽失靈，而「老」是每個人不願面對但又不得不經過的生命歷程。過去人們對於「健康」的定義較為消極，認為無病無痛即健康，比較屬於生理層面；而現在社會變動快速，已由單純的農業社會轉變為工商社會，並進展至資訊科技時代，因此現在的人對於健康的定義較為積極，認為健康是發揮自己與實現自我；已從生理層面擴大至生理、心理、社會各層面。老年人必須面臨和適應的問題主要包括生理、心智、社會、家庭、心理等五個方面（Mardo yan & Weis, 1991）：

表 7-1　高齡者健康生活項目

項目	內涵
生理	一般老人避免不了生理功能的退化、日常生活自理能力的減低及罹患各種疾病等。
心智	由於功能的退化，易產生知覺混亂、方位喪失、情緒不穩定和思維障礙等。
社會	老人必須面臨退休、人際親密度減低、缺乏同儕支持（遷移或死亡）及社會疏離等問題。
家庭	必須面臨子女獨立、配偶死亡、獨居及經濟依賴等問題。
心理	老化並非一定產生疾病，但老化會導致身體功能逐漸減退，容易罹患各種慢性疾病，主要死因依序為惡性腫瘤、腦血管疾病、心臟疾病、糖尿病、肺炎、腎炎、腎徵候群及腎性病變等，其中慢性疾病就占了五種以上，再加上失能、單身或守寡、家庭及社會角色改變、缺少社會支持網絡，更容易產生寂寞、孤獨、憂傷、憤怒、依賴、自尊心降低及害怕死亡等問題。

（資料來源：作者整理）

　　正確的邁向健康生活觀念，可以為社區銀髮族民眾的健康加分，透過社區健康營造可同時兼顧到個人在「生理」、「心理」及「社會」的健康，並且達到「健康生活化，生活健康化」的目標。以高齡者的健康促進所進

行的行動，希望引起社區民眾重視高齡長者的保健與養生，提升老人獨立
自主之生活能力，以減少依賴，不只是增加老年人的歲數，還要增加存活
期間具活動功能的生活品質及其尊嚴。

貳、高齡者社區健康及保健

　　世界衛生組織在《活躍老化：政策架構》報告書中，將健康生活
（health）、社會參與（participation）和人身安全（security）視為活躍老化
政策架構的三大支柱。如何長期維持活絡的身心機能、樂活養生、過著身
心愉悅的老年生活，創造生命的另一個高峰，是高齡者人生重要的課題。
世界衛生組織（WHO）更提出，健康促進的五大行動綱領，其首要則為制
定健康的公共政策，是多面向的概念，將健康的界定包括：

表 7-2　健康是多面向的概念

項目	內涵
社會層面	人和環境能和諧，人與人之間有滿意的關係。
心理層面	有能力去學習及具有智力上的潛能。
情緒層面	能控制和適當的表達情緒。
生理層面	有能力去執行每天的任務和面對意料外的情況，個體身體功能完整。

（資料來源：作者整理）

　　老人福利法對於「老人」的定義是為年滿六十五歲之人，銀髮族在現
今臺灣社會中迅速增加，形成社會上的新興族群。人生的黃金期從許多方
面來看，老年期是一個充滿發展潛力的時期。老年人通常可分為三大類型：

表 7-3　老年人類型

項目	內涵
年輕的老人（Young old）	指剛退休、年齡在六十五歲至七十四歲的人。
老老人（Old old）	指年齡在七十五歲至八十四歲的人。
最老的老人（Oldest old）	指年齡在八十五歲以上的人。

（資料來源：作者整理）

　　健康國民是國家的最大資產，國民體能是國力的具體象徵，也是國家競爭力的關鍵因素、國家現代化衡量的指標之一。為了迎接高齡化社會的到來，如何藉以提供長者一個可以休閒、可以學習、可以交誼、促進健康的處所，成為迎接高齡化社會的重要努力方向。因此，在因應高齡社會的需求下，建構一個符合長者健康需求的健康促進政策，是當務之急的首要工作。活躍老化代表了一種著重自主與參與的老年生活，WHO（2002）提出此觀念，已成為許多國際性組織對於老年政策擬定的主要參考架構。為了使老化成為正面經驗，長壽必須具備持續的健康、參與和安全的機會，因此 WHO 將活躍老化定義為：使健康、參與和安全達到最適化機會的過程，以促進民眾老年生活時的品質。社區健康促進「是一種有計畫的過程，讓社區運用本身的社會結構和現有內外在的資源完成社區居民健康的增進為目標，而此目標則是由社區代表所決定的且能符合地方的需求，這種以健康促進為目的的專業介入，是由社區中的個人、團體或組織所籌辦的，以維持社區生活品質的改善和精進。」參酌一九七九年美國公共衛生部門（U. S. Public Health Service）出版的《健康國民》，指出造成美國疾病和死亡的四個因素為：遺傳（百分之二十）、環境（百分之二十）、健康服務系統（百分之十）和生活型態（百分之五十）。

　　國內的健康促進醫院基於一九八六年 WHO 發表「渥太華健康促進憲章」，政府於二〇〇五年提出健康臺灣的主張，希望藉著健康促進的價值觀，成為全民健康的提升者、健康人生的教育者、健康產業的推動者及國際衛生的參與者，實現健康臺灣的目的。政府鼓勵醫院推動社區健康促進，

從新制評鑑當中也可發現社區的健康促進是目前國內推動健康促進的重要範疇，唯有透過營造健康的社區，居民的健康才得以維持，政府單位應更積極的整合資源及相關政策的制定並可在評鑑方面規定醫院必須配合國家政策，推動健康促進衛生教育計畫，以營造出一個理想健康社區的環境，提供居民有品質的衛生和醫療服務及有良好的健康狀況，可達到生理、心理及社會三方面的健康。

　　社區高齡健康促進，係以貫徹「活到老、學到老、玩到老、樂到老、活得好」的精神，希望藉著各項研習課程，讓中老年人在課程當中交誼，在課程當中擴增視野，在課程當中活健筋骨，在課程當中增進身心的健康，並且在生活當中享受優質、活力的智慧人生。在經營理念上，具有如下之特色：

表 7-4　社區高齡健康促進活動特色

項目	內涵
對象全民化	以提供中老年人教育為己任，但活動安排兼具多元、多樣，完全生活化，不但適合中老年人，也開放一般大眾參與。
學習終身化	活動以實用為主，可充分應用在日常生活當中，再加上內容多元，最適合作為終身學習場所。
活動多元化	涵蓋語文、藝術、醫療保健、生態、科技、運動及休閒，最能滿足不同領域人員之需要。
教材生活化	教師所規劃之課程，完全以提升生活品質為目的，因此教材最具生活化。
教學生動化	所聘任之師資，不但具有專業的學成背景，同時與長者互動經驗最豐富，最能瞭解銀髮族需要，也最能滿足生動化的上課要求。
地點社區化	校區深入各社區，除了有助於社區老人研修外，更有利於各地區的文化深根運動。

（資料來源：作者整理）

　　依參與之社區高齡者身心狀況、學習興趣，採取「社區參與的需求評估（community participatory needs assessment）」的方式，確認長者於健康方面的需求或問題，衡估社區中所存在著各種資源，研擬健康促進活動及

實施方式，以增加社區長者之生活情趣，改善其生活品質，進而有效提升長者健康老化、快樂學習之目標。

參、高齡者社區保健的增進

　　由於科學技術的進步及醫療保健的改善與普及，加上生活品質的提升，人口結構的高齡化是世界主要開發國家共同面臨的問題。關於「健康」世界衛生組織 WHO 強調：預防保健更重於疾病的治療。以銀髮族的健康促進，希望引起社區民眾重視高齡長者的保健與養生，提升老人獨立自主之生活能力，以減少依賴，不只是增加老年人的歲數，還要增加存活期間具活動功能的生活品質及其尊嚴，因為銀髮族的健康就是兒孫的福氣。

　　「關心老人，就是關心自己的未來」，老化是每個人必經的生命歷程，國內人口老化的速度之快，是以，營造活躍老化與健康老化的高齡友善社會改造工程不能等，但政府的資源有限，如何結合社區及社會團體的資源，以推展符合長者需求的計畫，是社會須共同努力的課題。有鑑於 Baltes 和 Baltes（1990）提出「選擇、最適化與補償」模式，此模式包含選擇（selection）、最適化（optimization），以及補償（compensation）三個元素，簡稱 SOC 模式，其成功老化的定義為「心理適應良好的過程」。是以近年來健康促進更強調整合各種議題，透過經濟、政治、環境等各層面的改善來促進健康，因此策略上以「跨部門合作」為重心。這理念深深影響往後健康城市運動的發展，因為健康城市運動強調的就是社區的參與、跨部門的互動與合作，創造一個對健康具有支持性的環境。現代社會是個充滿壓力的環境，我們每天生活在壓力的刺激中，一輩子「生、老、病、死」的過程也伴隨著壓力，如果無法調適，壓力累積可能會造成不良影響，甚至導致身心疾病。所以壓力的管理與適應，是現代人必修的健康學分！

　　心靈紓壓可用來解決個人的衝突及對自我的瞭解，增加自尊及自我認同感，它是一項富有創造性的護理措施，可協助病人回憶過去事件、感覺和想法並增加自我統合、降低死亡焦慮、加強自我價值和持續性的感受，可增加同儕的互動與社會化、改善溝通技巧，並增強自我瞭解和個人持續的感覺以達到生活之意義。心靈紓壓六部曲（STRESS）：

表 7-5　心靈紓壓六部曲

項目	內涵
親友支持 Support	當處於壓力事件時，家人、朋友、宗教團體等的相互支持、分擔與分享，往往是我們處理壓力的第一步。
心靈引導 Teaching	很多事情都是需要時間來排解，加上別人的指導開解，能夠縮短療傷止痛的時間。
自我放鬆 Relaxation	平時學習一些肌肉鬆弛法、冥想及自我暗示放鬆訓練，配合「壓力檢測儀」的評估，可以累積抗壓的能量；遇到壓力時，盡快恢復規律生活，也是紓解壓力的捷徑。
運動休閒 Exercise	養成運動的習慣，培養休閒活動的興趣，家人及朋友適時的鼓勵，都能使我們儘早擺脫壓力。
健康思維 Strengthening	平時透過閱讀、看電影、聊天等心靈溝通，可以多瞭解自己，建立對事情更多元更健康的看法。
自我接納 Self-understanding	如果身心的症狀明顯，經過上述方法還是無法紓解，建議您尋求專業的協助，早日擺脫壓力的束縛。

（資料來源：作者整理）

　　臺灣已漸面臨「老老人」照顧的醫療費用大量增加的危機與挑戰，老人健康行為問題將帶來對社會長遠的影響，其中社會支援體系的發揮與管理是老人健康和主觀幸福感不可忽視的強大力量（羅凱南，2001）。因此，以社區的老人照顧支持體系為焦點，探討社區支持體系的內涵、實務及政府的支持資源，實屬對應的必要作為。

表 7-6　高齡者社區保健的增進規劃

目標	作為	內涵
建立老人健康社區公共政策	社區健康生活	從社區出發協助各社區進行「健康生活觀念改造」運動。舉辦「銀髮族優質健康社區活動」，讓健康生活運動變成社區運動。
	健康生活共識	結合社區組織及重要人物以身作則並作為示範，落實健康生活行為。 讓參加者互相提醒、互相支持，共同為健康生活做努力，進而讓社區民眾發揮自發性力量，凝聚社區民眾產生「健康生活觀念」共識，建立健康生活願景。
	健康生活公約	提供社區老人健康生活公約簽署及執行。推動社區內之結合單位配合簽署及執行健康生活公約，進而推廣社區健康生活規範。
創造老人健康支持性的環境	社區健康保健	設置社區健康保健站：提供血壓、血糖、身高、體重、腰圍測量及健康議題衛教指導等簡易保健服務，建立持續性、整體性照護，使民眾可獲得最迫切及需要照護。
	身心支持環境	加強職場及公共場所銀向老人健康環境之宣導，倡導「喜樂的心乃是良藥」，讓大家「以老為榮、以老為樂」，鼓勵民間企業和團體，共同響應健康均衡飲食及規律運動教育，推動健康生活環境。
強化社區老人健康促進行動	社區支持網絡	結合社區內組織團體、親朋好友、家庭等，形成互助網絡之夥伴關係，並強化社區居民行動力，互相提醒及互相鼓勵。建立與其他社區組織之夥伴關係，持續互相協助，並分享、學習彼此推動社區健康營造工作之經驗與心得。
	社區資源網絡	邀請社區有魅力及社區重要的人物參與執行，提供銀髮族相關健康生活資訊。成立銀髮族健康生活種子志工隊推動社區志工團體，鼓勵現身說法投入推動各項健康生活宣導活動。
發展老人健康增進個人技巧	健康促進技巧	提倡「身心邁向健康──病痛遠離身心」口號，運用健康口耳相傳的技巧將健康觀念傳達至社區每個角落。
	長者心靈分享	安排「銀向健康心靈 共用優質生活」課程如：心靈紓壓及健身操課程，讓銀髮族活得健康、有希望及尊嚴，進而有效提升銀髮族的生活品質。藉由「社區銀髮族愛的心靈小語分享」，提供銀髮族心靈相關問題的各種諮詢、討論及分享。
	成立長青學苑	成立長青學苑，讓已經年老或即將步入老年的人坦然面對老年的生理及心理問題，讓每一個銀向老年的人都能享有健康快樂的優質生活。鼓勵家人一同參加，共同面對銀向老化的身心問題，提供家人相關身心紓解方式及諮詢管道。

（資料來源：作者整理）

肆、健康促進回應人口老化

　　從國際間的發展經驗及我國的民情需要，均顯出我國面對人口老化時，推展在地老化政策的必要性。是以，從二〇〇四年政府頒行的「社會福利政策綱領」，即明訂「落實社區服務」，強調兒少、身障及老人均以在家庭中受到照顧與保護為優先原則，機構式的照顧乃是考量上述人口群的最佳利益之下的補救措施；各項服務之提供應以在地化、社區化、人性化、切合被服務者之個別需求為原則。此外，並於福利服務項下指出，政府與民間應積極維護老人尊嚴與自主，形塑友善老人的生活環境；以居家式服務和社區式服務作為照顧老人的主要方式，再輔以機構式服務。爰此，健康社區的概念，清楚勾勒出「社區介入」健康議題已成為二十一世紀健康政策的新重點，政府自一九九九年開始推動「社區健康營造計畫」，希望透過社區民眾共同參與，結合社區熱心人士、第三部門團體、專業醫療機構及政府資源等，補助各縣市（鄉鎮區）成立社區健康營造中心，以共同解決社區居民健康問題，並達「健康生活化，生活健康化」的目標。

　　要成功地推動社區健康營造，需要援引「社會支援」的作為，「社會支援」這一個概念源自於一九七〇年代早期，由 Caplan、Cassel & Cobb 等人發現生活壓力對個人生理及心理健康所造成負面影響，認為社會支援可以緩和生活壓力的衝擊，以及增進個人的生活，同時相關的影響因素須加以瞭解並掌握之。依吳永鐘（2001）研究中提出影響社區健康營造中心之因素包括：承辦機構特性、社區特性、環境變數及社區健康營造中心對關鍵成功因素之認知。影響社區健康營造中心之面向包括：推動組織的特質及運作、社區參與、資源運用等因素。社會支持把握「為滿足個人社會生存需要而須藉由正式或非正式的活動與社會關係所提供的各種支援」，以順利推展健康促進的實施。究此，社區推展健康促進關鍵成功的因素包括：

表 7-7　推展高齡者社區健康促進的社會支持因素

項目	內涵
活動規劃推動	在推動社區健康營造相關活動前，須先瞭解每一個社區之特性與問題，因為每個社區之特性不同，會有不一樣的健康需求，服務的內容與推動方式亦應隨之而異。此時，須運用社區健康評估，以確定社區健康需求，繼而再擬定相關推動計畫。
社區民眾參與	社區民眾參與是社區健康營造的靈魂，更是主要的關鍵成功因素。由於民眾才是社區的主人，與社區環境、生活息息相關，也最瞭解社區問題，因此透過民眾自動自發、無私的參與，才能有效且長期地推動相關社區健康營造工作或活動。
重要關鍵人物	社區健康營造需有人士的發起且持續地推動，因此主要推動者是否熱情、有活力，對社區健康營造之看法，是否瞭解整個社區的特質和問題，或其領導與管理能力如何，皆關係著社區健康營造之方向、策略及發展。
良好管理體系	包括計畫的有效管理、可靠的社區健康資訊系統、溝通協調機制、有效的行銷（公關）策略及績效（人員）評估系統等因素。
社區資源運用	包括社區的人力、物力、財力、人文及人際關係等資源。另外，也應包括社區外部資源，如政治（行政支持）、贊助經費、專家（專業）人力的投入等。
社區健康願景	社區健康營造是否受到民眾、政策、立法及行政的支持，形成一個全民願景與理想，繼而獲得推動社區之認同，皆關係著社區健康營造之成敗，以及是否能永續推動的關鍵。

（資料來源：作者整理）

　　「活躍老化」（active ageing）觀念，它是由成功老化中的生產性老化和健康老化逐漸發展而來，希望能建構一個更能符應高齡社會來臨，老年人口增加的老化概念。我們應發揚傳統「老吾老以及人之老，幼吾幼以及人之幼」的大愛精神，透過世代交流，讓年輕人協助高齡者學習新科技知識；讓高齡者傳授年輕人豐富的人生經驗，以營造一個悅齡親老的社會，建構一個世代融合的友善樂齡環境。老化除了長壽之外，必須具備持續的健康、參與和安全的機會，因此活躍老化的定義即為：使健康、參與、安全達到最適化機會的過程，以便促進民眾老年時的生活品質。面對日益競爭的社會潮流，透過在地社區健康資源的整合網絡，「社會網絡」（social network）的概念最早由 Barnes 提出，社會網絡是指「圍繞在個人身邊的社會關係

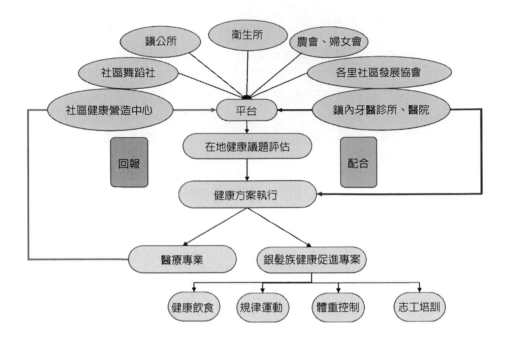

圖 7-1　社區建構支持網絡以推展健康促進活動

所形成的網絡」，自一九七〇年代起即開始將此概念運用於社會關係與健康兩個變項關係的討論，結合在地輔導操作模式，提升老人在社區生活之自主性，進行跨區的交流與合作，讓資源、專業技術及人力資源等突破地理區域的界限，充分發揮整合的功能，協助在地社區建立專業的諮詢及輔導的機制。

　　在高齡化的趨勢下，藉由增進居住水準、良好的工作條件、教育、文化，以及休息和娛樂的方式來促進健康，以專業的高齡體適能運動，達到減輕健保負擔、增加高齡生活品質、提升國民健康，落實「打造銀髮族運動樂活」的目標。政府為推動老人教育，於二〇〇六年發布「邁向高齡社會老人教育政策白皮書」，並於二〇〇八年起獎助大專院校辦理「樂齡大學」，希冀大專院校能利用大學現有資源，提供中老年到大學校園學習與參與，並能達到世代共融之目的。此外亦鼓勵中小學善用其空閒教室，以及結合地方資源（如村里辦公室、社區關懷據點、公立圖書館等），推廣

樂齡學習中心，增加社區長者活動場所及學習機會。雖然樂齡大學與樂齡學習中心目的及課程內容重點不盡相同，而內政部所推動之社區照顧關懷據點，這些因社區高齡者所設置的活動場所，雖主管單位不同，但所有課程及活動中，運動及健康促進的課題一直是各中心及據點所強調及推廣的重點之一。

社區健康營造所推動內涵，除了健康行為促進之外，必須結合社區的人脈關係及社區的資源，以共同建立社區健康營造的願景。所以社區健康營造所關切的，不只是目前存在社區的健康議題，而是必須長期的思考，如何追求「永續發展」及「遠景預測」。

結語

老化是身體變化的正常過程，隨著年齡增加，老年人的身心健康功能狀態呈現衰退之勢。老化易招致疾病，疾病也易促進或加速老化。無論是老化或疾病狀況，均可在老年人身上出現身心病徵或障礙，例如：失憶、尿失禁、跌倒、行動不便、失眠、吞嚥困難及感覺喪失等，還有稍異於平常之情緒與行為型態，影響老年人獨立自主的社會生活能力。

人口老化相當迅速，面對高齡化社會的來臨，將使我國面臨比西方社會更大衝擊與影響，因此鼓勵長者走出家門多多參與社區健康促進的各項活動，充實銀髮族的精神生活，增進退休後的社會適應能力並促進身心健康，讓銀向老年的人藉此活得獨立（independence）、有希望（hope）及有尊嚴（dignity），更重要的是營造「健康的身心」，以遠離慢性病的危害。

第八章　都市社區高齡健康促進

前言

　　社區健康營造運動始於一九八〇年代中期，WHO 是初期執行此運動的先鋒。一九八六年首先由 Duhl & Hancock 帶動「健康城市」的概念，他們將其定義為「持續創造並增進城市的物理及社會環境，同時強化社區資源，使人們能夠相互扶持，實行所有生活功能，並達到最大潛能。」支持老人留在社區中生活的相關資源仍有不足，未來的發展應以強化社區中的居家支持服務為主，結合社區中長期照護服務與醫療服務資源，提供有需要的老人及其家庭具整合且持續性的照顧服務，儘量做到在老人居住的地區，就地提供其所需要的一切服務。

壹、都市社區健康營造的發展

　　德國學者杜尼斯（Ferdinand Tonnies）：社區是富有人情味的、有著共同價值觀、親密的社會生活共同體。一般人認為「社區」就是指所住的大樓、附近的村子、居住的里，甚至是居住的行政區。但是在從事社區健康營造工作時，所說的社區是指一群人在一固定範圍內，互相關聯、依賴，具生命共同體之關係。健康社區尚包括社區價值觀的分享、居民生活品質的改善、各種公民的參與及社區所有權的平等。美國於一九九六年成立「健康城市及社區聯盟（Coalition for Healthier Cities and Communities, CHCC）」。

　　世界衛生組織於一九七八年《阿瑪阿塔宣言（Alma-Ata）》中強調：健康是人類最基本的權利，健康不僅是沒有疾病而已，政府和人民共同負有健康責任。藉由落實基層保健醫療來促進民眾的健康，以達成全民健康的目標（Health for All），強調運用民眾全力參與的策略來共同創造一個持續性健康的環境。個體老化也就是人的衰退，它包括生理的、心理的和社會的三個方面。老化與疾病兩者不相等。老化是每個人都要經歷的，是一個有意義而積極的過程。老化是一種思想和態度，一個充滿希望和魅力的過程。老年人會受到環境的影響，同時也能影響周圍的環境。老齡化的觀點指出適應是在老年人和環境之間一種綜合交互作用的過程。

　　健康老化以三個基本因素為基礎：很少患疾病和與疾病相關的傷殘、心理健康、積極參與生活。健康的老化包括避免衰退、創造性地適應周圍發生的任何變化，如感覺和活動能力的變化，從而將可能有的消極影響降到最低。過去對於老人總是以「照顧」作為施政的方針，「照顧」予人的意象是生病、衰弱、沒生氣、失能，是一種缺乏自主、被動的思維方式，老人人口越來越多，被照顧的思維方式，是無法負荷未來的高齡社會需求，現今的社會是服務經濟的世代，「服務」給人的感覺是尊貴、愉悅、人性、需求、滿意的思維方式，所以對老人應以「服務」取代「照顧」以滿足其日常生活的需求，在健康的促進策略上，應在軟、硬體設施上，積極發展老人需要的「服務」而非「照顧」。

　　在老年人的生理變化方面包含了心血管、呼吸、消化、神經、內分泌、泌尿與生殖、肌肉與骨骼系統等方面的衰退與相關疾病產生。生理的衰老包含外觀表現與內在表現的衰老。外觀表現包含了皮膚、頭髮和身高體重等身體外觀的變化。內在表現則包含骨質、細胞和器官等功能衰老。值得注意的是衰老的個體差異很大，各個人的情況不同，衰退情況也不相同。而且，同一個體器官功能的衰退情況也不盡相同。健康促進的領域與目標包含四個面向：

表 8-1　健康促進的領域

項目	內涵
身體健康	指沒有疾病，身體功能和生理的能力有充分的機能，個體生物學上是完整的。
心理健康	包含情緒的健康，歸屬於精神衛生。
社會健康	指與其他人及社會、環境的互動能力，滿意的人際關係，角色義務的履行。
靈性健康	自我實現，反映個人的價值系統或超越信仰的力量。

（資料來源：作者整理）

　　由於平均餘命的延長，老年人口逐漸增加，加上疾病型態改變，使得中老年病的防治工作與保健的重要性與日俱增。而隨著中老年病人口的增加，針對這些功能受損者提供長期照護，更是重要的議題。國內多數學者依 OECD 國家的經驗為例，提出「在地老化」（aging in place）為我國長期照顧政策發展之目標，其目的是希望避免世界過度機構化的缺點，使照護成本降低，讓有照護需求的民眾能延長留在家庭與社區中的時間，保有尊嚴而獨立自主的生活（詹火生、林青璿，2002）。

　　臺灣老人罹患慢性疾病原因大多數與生活型態有關，積極增加老人身體活動，達到健康促進是解決此問題最基本的策略。服務經濟世代的來臨，「服務」給人的感覺是尊貴、愉悅、人性、需求、滿意的思維方式，面對老人的健康促進策略應以「服務」取代「照顧」、瞭解需求、滿足需求，是各項服務被研發的動力，老人需要身體活動，發展老人的身體活動，必須以服務概念出發以增進健康，老人的健康促進策略就是積極發展身體活動的各項服務，老人的「健康促進服務」在軟、硬體設施上，以滿足老人需要的「服務」為依歸，而非「照顧因為醫療進步與餘命的延長，老人的健康照顧服務，造成國家醫療財政的重大負擔。」（內政部，2005）此將是未來高齡市場的最大商機所在，也是解決高齡社會問題的最佳產品，才是真正的全民福祉。

貳、都市社區健康營造的行動

「社區健康營造」是以「健康」議題作為社區營造的切入點，希望透過社區有組織的行動過程，永續達到社區整體健康的目標。世界衛生組織於一九八六年加拿大渥太華舉行第一屆健康促進國際研討會並發表《渥太華憲章》，將健康促進定義為「促使人們增進其掌控和改善本身健康能力的過程」，並提出健康促進之行動綱領：

一、建立健康的公共政策。

二、創造支持性生態環境。

三、強化社區健康的行動。

四、發展個人健康性技巧。

五、調整衛生服務的取向。

世界衛生組織（WHO）對健康的定義：身體、心理、社會三面向的安寧美好狀態，「活躍老化（active aging）」提供了追求健康的方向，不應侷限於沒有疾病。活躍成功的老年生活，應追求從身體、心理、社會等多方面的健康，進而使老年維持自主與獨立，亦能參與社會經濟文化等事務，提高生活品質，才是老年生活應追求的目標。因此，「活躍老化」代表了一種更著重自主與參與的老年生活，其層次較成功老化更為進階。所以，WHO（2002）定義「活躍老化（active aging）」為使健康、參與、和安全達到最適化機會的過程，以便促進民眾老年時的生活品質。期待老人家持續地參與社會、經濟、文化、靈性與公民事務，維持活躍，積極參與家庭、同儕、社區甚至國家的活動，因此，未來政策或計畫須將心理健康和社會連結，也須以促進老人身體健康為依據，讓老人擁有自主性及獨立性。

　　常言道：活到老，學到老。這是因為：第一、社會在不斷地變化，老年人為了適應這種變化，需要不斷地學習。第二，學習對老年人來說是一種很有利於身心健康的鍛鍊。第三、學習結果可以讓老年人感受到自己的有用和成就，從而增強自信心。第四，學習可以讓老年人實現一些理想，比如有的老年人年輕時期因為忙於工作和家務，沒有時間去學習自己喜歡的知識和能力，退休後有大量的時間，就可以去學習自己喜歡的項目。因此學習對老年人來說是很重要，高齡者社區健康促進重視老年人的需要及學習。社區是在地理區位的一群人在一起，共用互助結合，滿足基本需求，以及發現生活意義。公共衛生的在地行動──推動社區健康營造，係透過社區組織的過程，達到「健康城市（社區健康）」的一種策略，營造方法沒有一定的模式或內容，也沒有一定的切入點。

　　正如同活動理論在老年參與中的觀點，其倡議者是美國學者哈維格斯特（R. Havighurst）與艾玉白（R. Albrecht）。活動理論認為，老年人應積極參與社會，只有參與，才能使老年人重新認識自我，保持生命的活力。健康是老人維持獨立生活最基本且重要的條件，「健康」是一種無疾病且安適的狀態，「健康促進」是執行有效的健康計畫、服務和政策，維繫此安適狀態的積極作為。一般身體活動依其活動內容來源分為三種：一是指在家庭裡平常處理家務性質的活動，稱為「居家身體活動」；二是指平常閒暇時間所從事的活動，稱為「休閒身體活動」；三是指跟日常工作性質有關的活動，稱為「工作身體活動」。一天中，這三種身體活動的次數、時間與強度總加起來就是一個人全日的總身體活動量。

　　老年社區工作主要以社區中的老年人為工作對象，通過發動和組織區內居民參與集體行動，確定老年人在社區中的問題和需求，動員社區資源來預防和解決老年人問題，培養老年人的自助、互助、自決精神，讓老年人有愉快的晚年生活並維護社區的穩定。社區老年人工作與傳統的老年人服務最大不同的地方是強調老年人的潛能，鼓勵老年人的社區參與，提高老年人的社會意識，讓老年人從一個被動的受助者轉為一個主動的、有自動能力的、爭取合理權益的積極老年人。健康促進在十九世紀中受到重視，

對於傳統的疾病治療轉至強調健康促進與疾病預防，並證明健康促進可以增進社會健康。讓老年人對居住的社區有足夠的認識，讓他們多瞭解社區設施、社區的新發展、社區工作、掌握社區內所發生的事的最新資料等。主動留意社區活動的資料，盡量多運用社區的資源，使老年人可以有機會參與其中。社區工作者應該主動聯絡服務機構或居民組織，與他們合辦一些活動或計畫。美國疾病管制局（National Centers for Disease Control and Prevention, 2000）在「全民健康二〇一〇」（Healthy People, 2010）的報告裡顯示，身體活動已儼然成為美國首要的健康指標。美國疾病管制局（CDC）報告中指出，因為缺乏運動與營養不良，所導致的慢性病占了美國每年的醫療費用七千五百億美元，為國家經費帶來非常沉重的負擔。我國有百分之六十五的老人罹患慢性疾病，其中心血管疾病有逐年上升的跡象，對國家健保同樣造成沉重的負擔（內政部，2005）。社區健康促進於日常生活推展是指身邊的事情，須具有連續性、習慣性、反覆性、經常性的特點，需要遵守以下六原則：1.安全原則 2.健康原則 3.便利原則 4.適當原則 5.整潔原則 6.尊重原則。老年人要不服老，老有所為，就要有遠大的生活目標。但也不要對自己苛求，要把目標和要求定在自己有能力的範疇內。對社會過程中某些不良現象要正確對待，相信問題會得到解決。要對長壽有信心，學習、生活有計畫，使退休生活充實而有樂趣。為了使晚年快樂，個人必須在任何情況下，接受自己以及自己的生活狀況。對環境和他人不要提出不合實際非分要求，否則，不會得到快樂。快樂的核心，實際上就是自我滿足。健康促進強調老年人在體力和健康的允許下，參與各種活動，增加與社會接觸，也可帶來心理的舒適和穩定。老年健康促進是指透過對老年人進行知識和技能傳授，使老年人進入正常的老年生活秩序，跟上社會和時代的步伐，豐富老年生活知識，增加生活技能，提高老年人的身心素質，增強其自我服務和繼續為社會服務的能力。老年健康促進是一種社會文化和生活教育，它體現了現代社會中的價值和社會的文明與進步。

參、都市社區健康營造的做法

一九八六年世界衛生組織就開始展開一連串「健康城市計畫（Healty City Project）」運動，希望藉由此運動的推行，能改善都市的問題；並藉由市民參與和公私部門協力合作共同推動此計畫，以使都市居民能過著健康的生活。世界衛生組織（WHO）於二〇〇二年提出「活躍老化」（active ageing）核心價值，認為欲使老化成為正面的經驗，必須讓健康、參與、和安全達到最適化的狀態，以提升老年人生活品質，這也是目前國際組織擬定老人健康政策的主要參考架構。藉由推動社區健康促進，協助社區自主發展其所必需的健康生活，陪同社區學習成長，藉由聚焦的方式，我們希望將社區健康營造經由點的活化，推展為線的連結，進而有全面的擴散效果。

Hancock 及 Duhl（1986）對健康城市的定義：「是一個具有持續創新和改善城市中的物理和社會環境，同時能強化及擴展社區資源，讓社區民眾彼此互動、相互扶持，實行所有的生活功能，進而發揮彼此最大的潛能的城市。」健康城市其健康空間營造包含：閒置空間改造、環境綠美化、友善空間、社區菜圃、健康市場、健康步道、安全通路、社區籃球場、社區槌球場。除了硬體環境空間的建置外，也配合社區健康營造的策略，透過參與的過程，建立學習的機制及能力，並整合鄉鎮市現有組織資源或相關體系，使民眾對健康新價值產生共識，發展後續的健康促進行動，並能落實健康生活的實踐。健康城市計畫的推動，分為三個階段：

表 8-2　健康城市計畫的推動步驟

階段	內涵
啟動期	1. 建立地方支持網絡 2. 瞭解健康的概念與意義 3. 瞭解自己城市的特徵 4. 尋找資源 5. 決定參加的機構運作模式 6. 健康計畫的方案準備 7. 得到政府機關的核可
組織期	1. 成立推動委員會 2. 分析計畫工作環境 3. 設定項目工作方向 4. 設立統籌聯絡單位（計畫辦公室） 5. 規劃方案策略 6. 培養能力（人員、知識、經費） 7. 建立責任制度
行動期	1. 提升健康意識 2. 推動策略的項目計畫 3. 推行跨部門合作的行動 4. 鼓勵社區居民之參與 5. 提倡創新的活動 6. 制定健康的公共政策

（資料來源：作者整理）

　　聯合國在老化問題世界大會，亦關注如何將老人融入社會各層面、擴展老人角色，以及活力老化等政策議題；世界衛生組織並彙集全球性友善老人城市計畫（Age-Friendly Cities Project, AFCP）實驗成果，於二〇〇七年公布以住宅、交通、戶外空間與建築規劃、社會參與、溝通與訊息傳播、民眾參與與就業、社會尊重、社區支持與醫療服務等八大發展指標，期冀排除環境中的障礙，積極增進老人的日常活動與社會參與機會，國際的發展趨勢深值我國推動老人福利參考。

　　老人身體活動的目標在於提升功能性體適能，以協助老人日常生活的獨立能力（包含穿衣、洗澡、進食、如廁、走路）、工具性日常生活能力（如：烹飪、購物、家務）、及一般性目標（提高健康效益、提高生活品質、獨立照顧自己能力及生產力。高身體活動對於改善六十五歲以上老人的各項功能性體適能，包含心肺耐力、肌耐力、敏捷與平衡能力、柔軟度等有較佳的表現（呂美玲，2003）。研究指出缺乏身體活動的生活型態，是威脅一般民眾與老人健康的最大風險因素，健康促進是幫助人們改變他們的生活方式，朝向最理想健康的科學。

　　人口老化是近年來眾所關注的議題，尤其當我國高齡人口逐漸攀升的同時，面對高齡者各種生理、心理、社會等複雜需求日益增加，以及家庭型態與功能的轉變，未來將朝著社區高齡健康促進發展。而醫療與生物科技的進步，也帶動遠距健康產業的發展，喚起高齡者對於健康促進與預防的重視，刺激相關服務產業的興起與創新，在食、衣、住、行、育、樂等面向，看到高齡人口多元化的服務需求。促進高齡者活躍老化，針對社區健康營造任務，參考美國疾病管制局訂定「西元二〇〇〇年健康社區」的執行作為：

表 8-3　社區健康營造作為

項目	內涵
基本特徵	1.能與他人互動，2.生活有目標，3.能自我接納，4.能個人成長，5.有自主權。其重要要素便是維持活動力。
公共部門	1. 評估並決定健康部門的角色 2. 評估衛生主管機關的組織效能 3. 強化衛生機關的組織效能 4. 評估社區的組織與權力結構 5. 組織社區，共同促進社區健康 6. 評估健康需要與可用的社區資源 7. 決定地方上的優先性 8. 設定與地方優先性和全國健康目標相符合的健康成效與過程目標 9. 發展社區的介入策略 10.　發展並執行行動方案 11.　持續進行追蹤及評價

社區組織	1. 找出健康議題
	2. 凝聚社區共識
	3. 強化社區組織，建立社區組織網絡
	4. 喚起共同參與興趣，擴大活動影響層面

（資料來源：作者整理）

　　「老化」主要並不僅僅只是一種生理過程，而是一種社會過程或文化過程。要改變大部分人的想法，掃除迷思，替代以有科學根據的論斷，並不容易，首先須把過去深植人心的想法去除，就像學習新的事物，必須先拋棄過往陳舊、甚至根深蒂固的東西。也因此，必須從小培養對老化的正確觀念，透過正規教育與社會教育，摒除對高齡者的年齡歧視，重新喚起全民「敬老尊賢」的觀念，提倡世代間瞭解，促進不同世代的人相互溝通與交融，營造對高齡者親善的普世價值，也才能讓高齡者有尊嚴的生活。社區健康營造的本質是屬社區民眾與社區組織自發性運作的模式，然而，一般國民對公共事務的參與意願普遍不高，對較具專業性的健康議題也顯能力不足，因此公部門在推動社區健康營造過程中仍有介入的必要。

　　身體活動對老人心理健康的影響與健康的增進有關，同時也增進了心理健康。所以身體活動發展健康促進服務時，宜包括生理健康、心理健康、社會健康與靈性健康等多面向的與多層次的服務型態，應用身體活動「一天多次、一次不太久」的原則，發展健康促進的運動認知、運動指導、運動方式、家務活動、人際互動等服務，以達到身、心理健康與社會、心靈健康的最佳策略。所以，老人的健康活動應強調身體健康的促進服務、心理健康的服務、社會健康的服務與心靈健康的服務。

肆、健康城市的社區促進作為

　　臺灣為因應社會結構變化，對家庭所造成的衝擊，在銀髮族的身心健康照顧方面，推動「建立社區照顧關懷據點實施計畫」，其目的是鼓勵銀髮族到關懷據點參加各種健康促進活動，延伸生活的觸角，讓他們的身心更健康。高齡化社會的快速變遷，伴隨而來的就是健康促進的迫切需求。就應對人口結構的變遷推動「就地老化」提供到府服務的居家式或可近性高的社區化服務，建立以社區為單元的健康促進機制，發展社區化健康促進支持網路，以促進老人長期安養照顧的生活品質與尊嚴。

　　世界衛生組織及先進國家已陸續針對老人健康需求，制定老人健康促進政策，進行健康風險因子的監控與管制、實施預防保健與教育、設定健康目標等健康相關促進計畫、教育宣導策略，以確保老年人的生活品質，也是高齡健康促進的目標。對老人複雜的健康問題，逐漸加強積極的健康促進，在發生障礙之前採取預防策略。過去文獻顯示衰弱（frail）而未失能的老人，或是有輕微的失能、有惡化的高危險性老人，便是預防介入後的主要對象及受益者（Cynthia, 2005）。而整體照護囊括健康促進、疾病預防、早期發現、早期治療、預防失能與復健等連續性的服務過程，涵蓋醫療及社會服務各個層面，並不限於單一專業或長期照顧處理，故需要執行照顧管理制度，以提供連續性、整合性、個別性的服務。

　　我國推動的社區健康營造，是以六大健康議題作為社區營造的切入點：健康飲食、健康體能、個人衛生、菸害防治、防治檳榔危害健康與安全用藥等。藉由民眾參與的過程，讓專業者與一般民眾共同發掘社區健康的議題，並結合社區的資源，一起解決社區的健康問題。於推動「高齡友善健康照護機構」認證，係希望透過醫療保健服務介面，增進長者身心健康與復健，給予符合其需求且有尊嚴的健康照護服務，期望健康

照護機構管理者與員工能以看顧自家長者親人的心，不管在管理政策、溝通與服務、照護流程與物理環境等面向之軟硬體服務設計上，都能融入親老、尊老元素，整個環境可以讓長者覺得在心理或行動上都沒有就醫障礙，創造符合長者需要的友善、支援、尊重與可近的療癒環境，營造讓長者能獲致最大健康可能的照護環境，縮短失能期間，提高個人生命價值。

　　人是社區的核心，健康是人的基本權利，健康不再只是身體沒有疾病，更是個人擁有完整的社會功能及完成生命週期中的任務。擁有健康不再只是靠個人的努力而已，更需要有支援性環境，以促使民眾擁有健康的生活型態。健康的生活包括：接受預防接種、均衡飲食、規律運動、減少壓力、避免有害健康危險因子、定期健康檢查及定期接受各項篩檢等。同時健康生活是充滿生命力、創造力及參與力，健康生活的實踐有助於社區和國家之發展。一個有助於民眾擁有健康生活的社區，應該強調地域性及個人與家庭的參與，並依地方不同的需要，提供社區民眾可利用性、可接近性、可接受性的健康生活模式，其內容則以提供社區中民眾實踐健康生活方式所需之資訊與技巧為主，並應能持續促進支持性的環境，以利健康行為的實踐。社區健康營造是期望結合不同專業力量，激發民眾主動參與，提供民眾參與地方事務決策之機制，尊重文化的多元性，將健康導入日常生活中，建立社區居民自決健康照護需求優先順序，並由居民共同建立健康生活支持環境，透過居民互相支持，實踐健康的生活，共同營造健康的社區。健康生活社區化以社區作為最主要推動單位，期藉由民眾的學習與參與，激發社區意識與自決能力，建立健康的支援性環境等方式，共同營造健康社區。整合應用社區健康資源強調：

表 8-4　整合應用社區健康資源

項目	內涵
合作及聯盟	在社區中，在不同的層次建立合作關係，使有興趣的相關組織逐漸形成聯盟，可共用資源，相互支持。
籌集資源	建立合作關係之後，可經由組織進行資源籌集工作，在投入和使用之間形成動態平衡，可使之成為一種生生不息的循環過程。（含財物資源籌措與人力資源網羅）
建立社區資源交流網絡	如村里幹事、超商和家庭主婦等，皆可以利用每天與居民接觸時，瞭解社區中人力、物力等資源，作為社區資源交流的媒介，相互交換資源情報，整個鄉鎮市區便構成一個資源交流網絡。
社區資源的運用	財物方面資源的運用、人力方面資源的運用。收集相關組織機構資料、文獻查證、訪問關鍵人物、正式調查、舉辦座談會、社區調查（可透過家庭訪視、訪談、街頭訪視等方式去觀察、去感覺、去參與社區，瞭解居民對健康的需求、生活方式、居住品質等與社區生活、發展和動力有關之事項）等。

（資料來源：作者整理）

　　世界衛生組織提出活躍老化（active ageing）的基本原則，為世界各國擬定老人健康政策的主要參考架構。活躍老化意指：健康、參與、和安全達到最適化機會的過程，以促進老年時的生活品質。即使是退休的老人與失能老人，能夠繼續參與家庭、同儕及社區的活動，仍然可維持活躍。世界衛生組織同時提醒促進老人心理健康與社會連結的政策或計畫，與促進老人生理健康同等重要。發掘並挖掘可運用的社區資源（包括學校、機關團體、公司行號、義工慈善組織、熱心的個人等），及瞭解社區的動員能力（牽涉風俗習慣、信仰、政治生態等）。客觀重新觀察以挖掘社區的寶藏，對有趣或相關的人、事、物、機關、景觀、產業等，透過小組夥伴共同討論成為大家共同的理想議題、問題點、改善目標。立基於社區自己的需求，有效率的進行社區健康營造。

表 8-5　整合應用社區健康資源

項目		內涵
有形資源	人力資源	政府行政人員、社會工作人員、地方熱心人士，如社區發展協會人員或慈善機構人士、社區居民本身；必須建立社區的健康資源網絡名冊，內容包括對方機構名稱、負責人、主要業務、組織大小、主要成員、動能概況……等。
	物力資源	包括社區內有關機構（如醫療保健機構、福利機構、教育文化機構及宗教機構等）的場地及設備、社區報紙、以及地理環境、地方特產與自然景觀等資源。
	財力資源	政府補助款、社區公共造產及基金孳息、社區熱心公益人士之捐助、志願機構團體之捐助。
無形資源	社區意識	經過時間，居民彼此認識、瞭解及關心的基礎上。
	文化規範	人與社區之間的一種影響關係。
	社區凝聚	居民對社區的認同感。
外部資源		非在地性的資源如：全國性的企業、媒體、政府部門、相關領域專業者、宗教、公益、專家民間團體、學術單位、募款捐助、收費服務……等，均是可尋求合作的資源單位。

（資料來源：作者整理）

　　隨著老年人口激增及其所帶來的相關問題，老人健康照護已日漸受到重視。歐盟國際組織則提出健康老化（Healthy Ageing）計畫，建議以老人之社會價值、健康促進之必要性為原則，強調橫跨式的整合、健康促進及疾病預防之支持性環境的發展；在實務方面，應激發有效的健康老化介入措施、政府及非政府組織等共同合作、多元化行銷健康老化的認知與方法、創造增進老人的飲食、運動、社會關係與就業等機會。健康照護體系應考慮老人真正的需求，包括老人對健康的定義，以期能發揮健康照護之最大效益，提供以老人為中心的照護，協助他們能達到成功的老化，並擁有舒適安康的晚年。

結語

　　聯合國教科文組織（UNESCO）就曾以六十五歲以上老人人口所占的比率，作為衡量社會進步與否的標準。老人人口在百分之七以上者，屬於老年國，已開發國家均屬於之。老人人口在百分之七以上者的社會，即邁入所謂「高齡化社會」，當老人人口達到百分之十四時，往往被稱為「高齡社會」。因此，高齡社會，正是一種成就的顯現，其顯示社會經濟的發展，所以，「老化」主要並不是一種生理過程，而是一種社會過程或文化過程。二〇〇二年世界衛生組織（WHO）提出「活躍老化」（active ageing）觀念，已成為 WHO、OECD 等國際組織對於老年健康政策擬定的主要參考架構。

　　我國將朝向長期照護保險制度，因此應確認長照中心與其他部門或資源之斷層，能及時處理並形成網絡，以期未來能在預防失能與提供失能者更完善與全面性的照顧服務。積極發展身體活動的健康促進服務是當務之急，老人健康促進服務最大挑戰是改變老人生活型態，身體活動是提升老人身體適能，降低慢性疾病與醫療照顧負擔的積極有效作為，老人服務應朝向提升老人健康、降低醫療照顧才是正確的方向，發展老人身體活動服務，讓老人得到健康促進服務才是全民最大的福祉。

社區高齡健康促進

第九章　農村社區高齡健康促進

前言

隨著老人人口的快速成長，慢性病與慢性功能障礙的盛行率也急遽上升中，在先進國家中，除了對身心功能障礙的老人提供長期照護和醫療服務外，整體照顧的理念在老人不斷增加的壓力以及照顧科技的發展下，一再受到挑戰。老人照顧服務的發展向度，在西方除了原有的醫療保健與長期照護外，還包括健康促進（health promotion）。由此可知未來老人照顧服務比目前將更為多元，從長期照護、急性醫療、預防保健、到健康老人的休閒養生，均為照顧的範圍，如何加以整合，期能有效提供老人連續無縫的照顧，是值得正視的議題。

本章所述是以實踐大學彰化二水鄉家政教育中心的長青學苑結合敏惠醫護管理專科學校的專業團隊共同建構的高齡者社區健康促進活動為例，以說明農村社區老人健康工作的推展。

壹、農村社區高齡健康促進規劃

臺灣已邁入高齡社會，在人口結構方面，呈現人口老化的趨勢，六十五歲以上老年人口的比例已超過百分之十一。高齡人口占總人口比例預計二〇一七年增加為百分之十四，達到所謂的高齡社會（aged-society），二〇二五年更可能增加至百分之二十，而邁入所謂的超高齡社會（super-aged society）。由高齡社會轉變為超高齡社會歷時甚短，顯示臺灣地區人口高齡化之歷程的快速，預估二○五六年，高齡人口將占總人口比例的三分之一，老化速度堪稱世界之冠。

以農業為主要發展產業之鄉鎮，其人口老化情形更為嚴重。以彰化縣為例，為一典型農業縣分，因出生率逐年降低，年輕人口外流嚴重，人口快速嚴重老化。近年統計皆顯示：六十五歲以上老年人口比例高於全臺灣平均值約二個百分點。本章所論述的二水鄉，老年人口比例高於全臺灣平均值約五個百分點，鄉民之教育程度大多為國中小程度，加上鄉村地區的醫療設施的可近性與豐富性也較都市為弱，更增加民眾在接收醫療利用上、健康訊息及運動機會的困難。

彰化縣老人照護相關之計畫除了社區健康營造、慢性病照護及長期照護工作之外，透過社區關懷點進行健康促進及醫療保健等服務之連結整合，包括於各鄉鎮成立社區醫療服務團隊，建立在地化與各關懷點一對一的服務窗口及諮詢平臺。另外，亦推動「健康新主張」種子教師養成訓練，邀請社區關懷點參加。為推展農村社區高齡健康促進，敏惠醫護管理專科學校與實踐大學二水家政教育中心共同於彰化縣二水鄉光化社區推展農村長者社區健康促進活動，本諸「多用保健，少用健保」理念，以發揮「社會支持」、「社區參與」，引領師生經由社區服務學習與實踐（Community Service Learning & Practice），展現「健康促進，醫療照護」學以致用的核心價值，推動時考量該活動不同於一般的學校課室教育，乃透過結合社區資源和學校課程設計，整合學生的服務精神與實際行動於社區中，將這些經驗融入學校之課程中並加以承傳可提供完整的社區服務教育，同時建立良好的社區夥伴關係和服務教育整合模式。

表 9-1　社區老人計畫目標及執行內容

目標	內容
成立工作小組	以實踐大學二水家政中心營造推動委員會為主，結合社政、民政、環保、文化等單位成立工作小組，協助與計畫之諮詢及資源整合。
選定推動重點	選定二水鄉為本計畫推動重點，並進行溝通協調及基礎資料建立，進行社區現有資源及地方特性之評估。包括社區的意見領袖或領導者訪談，評估社區的準備（readiness and capacity for change），對健康問題的態度、期望、需求（的優先性）、覺知（awareness）等，尋求支持，建立共識。
蒐集相關資料	社區健康資料及衛生統計等資料分析，作為訂定策略的決策依據。
召開專家會議	召開專家學者會議，研訂社區老人健康促進策略，包括：健康飲食、體能檢測、規律運動、老人體適能及防跌等。逐步發展建立老人健康生活型態的介入工作模式，落實老人健康行為並強化其支持環境。
規劃服務細節	針對保健服務的輸送體系進行規劃（包括轉介流程、相關表單、健康管理、疾病管理、品質評估等）。
專業人才培訓	規劃種子人員訓練課程。

（資料來源：作者整理）

　　理想的社區健康促進，不僅要以社區為基礎，同時應包括兩個要素，其中之一即為培養共同的願景（vision），而一個周全的社區服務經驗（experience）即是最好的推展模式，透過這個完整的經驗，使社區居民體會各項健康促進服務的精神和意義，同時裨益社區長者的健康增進及生活品質提升。

貳、農村社區健康促進工作模式

　　選定農村社區，以社區健康營造為手法，針對健康飲食、體適能及老人防跌以及整合性預防保健服務三項主要議題，推動社區老人健康促進。以社區人際網絡為基礎，團體學習形成的支持系統，健康 DIY 教材為工具，

從種子人員的訓練向外延伸，具多層次的擴展性。社區健康促進的推展也借助於社區熱心的長者，因為高齡者擁有數十年豐富的知識、才能及智慧，退休後如果無所事事，等於是浪費人才，因此協助高齡者再就業及促進高齡者職業發展，將是未來不可避免的趨勢。在英國、美國及日本等先進國家，對於高齡者職業發展都訂定相關的政策及施行辦法，日本不僅立法保障高齡者就業環境與繼續雇用的雇用安定法，更結合培訓機構來推動高齡者就業。因此，瞭解高齡者的再就業需求，規劃適合的相關技能知識，運用他們的知識及智慧再度回饋社會，也能增加高齡者的自信心與認同感。

國家人口高齡化之後，老年人口的人力運用亦顯重要，因為高齡者在完成家庭與社會責任後，他們擁有更多的時間可以重新服務社會。依據教育部高齡者政策教育白皮書，培養高齡者具有志工服務的態度及素養，是高齡者教育重要的措施，除了可提高生命的意義及價值感，更由於他們的投入補足了許多基層服務及勞動的缺口，提升社會整體的運作，及樹立服務社會的良好典範。社區老人支持系統建立以培養老人的健康行為及社區永續經營的策略：

一、尋求家庭中家屬之支持，協助老人健康行為落實生活。

二、進行社區組織中關鍵人物訪談，以瞭解老人問題並尋求認同與支持，爭取關鍵人物認同與支持。諸如從組織面包括：老人會、社區發展協會、婦女會、農會等。關鍵人物面：包括鄉長、會長、總幹事、村長等，進行組織中關鍵人物訪談，其中願意協助健康議題推動，願意擔任健康議題小團體學習的種子，知道有老人計畫服務推動。

三、健康促進以「社區服務」為基礎，強調老年人文關懷素養的養成，增加對老年文化背景的認知，加強健康促進管理概念，以達預防或減緩長輩疾病發生的機率。

表 9-2　社區老人健康促進工作模式

目標	內容
確立健康議題	蒐集現有文獻資料，包括相關的調查統計及研究報告，以及訪談社區相關組織及團體的意見領袖，瞭解過去實際運作的情形，分析社區具有的特性與需求，擬定社區健康議題。
凝聚社區共識	透過團體運作方法及技巧，與社區居民建立共識，加強組織成員間的凝聚力，並整合可運用的人力及各項資源。
建制推動團隊	整合社區內外各領域專家，建立專業核心團隊辦理高齡健康促進團隊，營造策略聯盟，提升高齡健康體適能規劃之能力。
進行環境設置	優質運動評估設備，提供專業運動建議與規劃進行高齡健康運動評估表格設計與建立，藉由高齡者體適能課程進行資料蒐集，以建置高齡體適能狀態資料庫；並建置高齡者客製化之體能評估與訓練模式與環境。
建立組織網路	以社區內團體（或組織）為核心，同時網羅社區外其他相關組織共同參與，有效連結社區內外資源，發展及執行社區各項活動。
結合專業單位	依個案體能評估結果進行運動規劃，與區域之健檢特約醫院進行合作意向書簽訂，依個案之體能狀況進行分類，連結醫療、復健與運動之互動，提供高齡者專業運動建議與規劃。
喚起共同參與	透過團體宣導，運用面對面的策略，如辦理說明會等，提升社區居民對老人健康促進認知與需求。
健康議題介入	透過團隊課程宣導，健康飲食、運動、三高防治教育及體驗課程。
資訊作為推展	建置高齡健康運動服務資訊網頁，提供高齡者健康運動服務資訊，以及活動辦理與課程講座資訊，藉由網頁建置提供高齡者相關健康訊息，並連結提供資訊服務。

（資料來源：作者整理）

　　世界衛生組織及先進國家已陸續針對老人健康需求，制定老人健康促進政策，進行健康風險因子的監控與管制、實施預防保健與教育、設定健康目標等健康相關促進計畫、教育宣導策略，以確保老年人的生活品質，也是高齡健康促進的目標。茲以所推動的「提升高齡者養生保健知能」為例，說明農村社區高齡健康促進的規劃方案：

表 9-3　社區老人健康促進計畫方案

目標	內容
長者健康系列講座	結合敏惠醫專專業教師團隊及衛生醫療部門相關院所資源、社區衛生護理實習機會,每週定期辦理醫療保健知識、預防急慢性傳染病等講座。
健康諮詢服務專線	設置「健康諮詢服務專線」,服務項目包括:健康檢查報告諮詢、看病、養生飲食諮詢、居家環境安全評估、就醫調度派車轉介、醫療新知資訊等服務。
用藥安全關懷服務	與社區藥局合作,推薦高齡者就近領取慢性病處方簽的藥局地點電話、轉介用藥相關諮詢問題;利用社團服務時間,協助藥盒排藥服務。
提供健康學習護照	利用高齡者學習體驗的時機,結合策略聯盟醫院的環境資源、學校社區衛生護理實習家庭訪視篩檢工具、以及健康資訊處理平臺,共同合作提出「高齡健康護照」,可提供高齡者在用藥紀錄、就診紀錄、檢驗報告紀錄、終身學習認證、服務學習認證等相關資源,以便日後能提供持續完整的保健照護。
健康促進社會推廣	建置健康促進資訊平臺服務系統,完成課程資訊化建置,提供示範單位,強調高齡服務經驗整合與推廣。

（資料來源：作者整理）

參、農村社區老人健康促進策略

　　社會結構價值觀之變遷,生育率下降,國人平均餘命延長,加速高齡化社會的來臨。就整個臺灣地區而言,已於民國八十二年九月起正式邁入世界衛生組織所稱的「高齡化社會」。故為了舒緩人口結構老化所帶來的衝擊,並協助老年人成功調適其晚年生活,及因應老人因視力減退、聽力減退、記憶力減退、行動緩慢、注意力不集中、社交生活減少及因多元而複雜的慢性疾病,如何讓老年人有健康的生活習慣,更可預防疾病、延緩病程,使其生活具有良好品質,實為當前重要課題。

　　針對二水家政中心推動「農村社區高齡健康促進的推展為例」,農村社區健康促進組織的組成要素與政府之間的關係做如下說明。

表 9-4 農村社區健康促進組織方案

組織單位	參與單位	功能
學校單位	實踐大學、敏惠醫專、南開科技大學、二水國中	提供專業師資以擔任授課
醫療院所	彰化秀傳醫院、彰化基督教醫院、二水衛生所	提供衛生、健康、醫療諮詢
公共部門	二水鄉公所、二水鄉農會、社頭鄉公所	協助宣導鼓勵鄉親參與
公益組織	中華民國社區發展協會、海豐社區發展協會	共同倡議舉辦長青講座
民間社團	鼻仔頭休閒協會、二水美學協會、婦女會	協助倡議安排鄉親參與

（資料來源：作者整理）

　　健康促進強調的是適當的運動，才能真正抗老化達到養生的目的。讓慢性病不是老年人抗拒運動的藉口，而是更正面執行合適運動，以減緩慢性病逐年產生身體功能惡化的可能，可以自立生活，長壽才有意義，生命方有尊嚴。據統計，國內老人醫療支出不但已占去家庭醫療總支出的百分之二十，亦耗費近百分之四十的全民健保醫療資源，不僅顯示臺灣老人身心健康與生命品質情況普遍不佳，亦突顯出國內健保經費大多花費在後端──「治病」部分，鮮少投資在前端──「保健、疾病預防」部分，已逐漸遺留下不良後果。每週規律性的運動，可以降低各類慢性疾病的罹患率，對老年人身體組成的改善、提升並維持良好的基礎新陳代謝率有所改善，並可增加老年人免疫系統的功能，減少老年人肌肉組織的流失以及慢性疾病的危機。規律的運動不僅能延長壽命，還能改善生活品質，亦可避免或延緩由老化引起的慢性疾病，同時修正生命曲線而終身擁有活力與良好的健康直到人生終點（Paffenbarger & Olsen, 1996）。考量社會參與經驗，為建立推展模式，選擇彰化縣二水鄉光化社區為推動示範點，推動社區老人健康促進工作。二〇一二年先行以社區健康營造為著眼，針對健康飲食、體適能及老人防跌以及整合性預防保健服務等主要議題，其包括以下策略：

表 9-5　社區老人健康促進計畫方案

目標	內容
社區健康評估	以社區健康營造的手法，六十五歲以上社區民眾為對象，以實踐大學家政中心為基礎，透過長青學苑的參與，以敏惠醫專專業教師團隊等多方協同合作，依循社區評估社區診斷的步驟。
組織推動工作	規劃老人健康願景，健康促進優先順序，再行成立工作推動小組，研訂社區老人健康促進方案並執行之。
長者健康診斷	結合衛生所健檢計畫，推動整合性預防保健服務，提高老人接受預防保健服務的比率，並改善篩檢異常者後續轉介、確診及疾病管理之照護品質。
健康課程講授	推動老人體適能及防跌訓練小團體學習，主要參考健康局老人跌倒防治多重介入模式，並參酌在地專家及社區民眾之意見，建立舒筋活骨的體適能自助教材。
推展自主學習	提供社區老人體能檢測並養成規律運動習慣，並透過課程研習提升對老人防跌的認知，強調操作性、從自身做起的生活實踐。以小團體學習建立社區老人健康飲食新觀念，此小團體學習已經推行證明可行。
建立健康關懷	針對長者有包括糖尿病及高血壓等慢性疾病者，協助建立健康關懷資訊網絡，提供到府服務的慢性病共同照護網，並加強病友會自我照護功能。

（資料來源：作者整理）

社區健康促進就是透過社區組織的過程，達到社區居民健康的目的，推展農村社區健康促進有幾個重點，以建立社區老人健康促進組織工作流程，如後：

表 9-6　社區老人健康促進組織工作流程

流程	重點
確立核心任務	著眼社區健康促進具體可行的工作
建置目標願景	保持簡單化促使社區居民一目了然
組織推動人力	激發社區相關單位形成一致行動力
進行角色分工	妥善結合社區資源準備好了再推展
建立社區資源	尊重社區的屬性不忘隨時發掘人才
建立工作模式	採取精益求精創新積極的方案著手

成立推動組織	展現其自生能量以利激發社區潛力
社區現況分析	培養社區創造群聚時的活力與創意
訂定健康議題	尋求經由社區診斷及長者需求方案
推動健康計畫	妥善於把握營造歡樂凝聚參與氣氛
進行成效評估	運用專業及科學方式進行客觀檢視
完成成果彙整	歸功社區，公開讚揚參與者的貢獻
成果推展服務	發揮成果共用及積極促成全人關懷

（資料來源：作者整理）

　　另外，我們期待社區健康促進工作，是由社區民眾與社區組織主動自發性的開始。但健康的議題，較具專業性，且國內民風長期對公共事務參與意願與能力不足，公務部門在推動社區健康營造過程中仍不可少。結合社區資源，應用社區健康行銷策略，由民眾參與制訂社區健康營造對策，並共同執行，以達整體社區健康成長之目標，所組成的社區自主性、自發性健康促進的組織。

肆、農村社區老人健康工作實例

　　老年人身心健康與保健醫療需求除了老人疾病外，隨著正常的老化過程，身體的各器官功能也逐漸衰退。因此，老人罹患疾病的比例相當高，根據調查，近六成的老人患有慢性疾病。健康相關問題對老人的生活造成多方面的影響，健康因此成為老人最為關心的問題，健康狀況亦是老人生活滿意程度的重要決定因素（內政部，2008）。是以，規劃及推展時以公共衛生的角度，考量早期預防的有效性，在於良好生活習慣環境之形成，及早給予高危險群者健康促進，且異常個案亟需早期發現早期療護，以延緩相關慢性疾病及併發症的發生，是以基於照顧及維護老人健康之責任，有必要提出一適合社區老年人口的健康促進方案。

一、以六十五歲以上社區民眾為對象，以衛生所為基礎，與當地衛生局、醫療院所及延聘相關專家共同辦理，結合社政、醫療、教育、社區健康營造、總體營造、健康促進等計畫，進行社區現有資源及地方特性之評估，規劃以促進社區老人健康為願景，成立工作推動小組，研訂社區老人健康促進策略並執行。

二、對於均衡飲食及規律運動對老人健康生活促進，考量老人的飲食問題、生理特性及老人疾病，採小團體學習，激發民眾自我健康管理責任與能力，持續性落實健康行為，強化支持環境，獲社區民眾肯定，足以發展老人健康生活型態工作模式。

三、針對民眾參與社區活動的特性、社區老人夥伴關係（partnerships with community elders）及在地化，活動對象包含家人親友、鄰居互動之特性，選擇老人聚集的場所為推動點。

四、針對社區老人健康促進工作其健康飲食、規律運動、病友團體進行成效評估，結合老人健康檢查，發現異常個案，列冊進行個案病情控制的追蹤，及研撰個案處理流程指引，可作為推動的參考。

表 9-7　社區老人健康促進的實施

目標	內容
成立工作小組	成立老人健康促進團隊，並進行溝通協調及基礎資料建立。尋求支持，建立共識。
成立定期會報	進行社區現有資源及地方特性之評估，共同討論以符合基層社區民眾之需求。邀集社區意見領袖及代表召開老人健康促進座談會，建立共識，為行動方案做準備。
社區健康分析	進行社區健康評估作為決策參考，評估目標族群人口決定介入對象。社區意見領袖或領導者訪談，評估社區準備、健康問題及需求優先性等。
建立永續策略	利用長青學苑組織及幹部，訓練幹部為種子，每年將健康促進方法列為對會員的服務。由社區衛生保健志工，負責社區中「推動點」中老人健康促進方法實際執行的監督者。

工作人員訓練	在各健康促進方式，清楚將不同人的角色及職務定位，據以為推動的準則規範。健康學習團體社區種子人員訓練，種子來源包括：以村為單位，社區公私組織團體的參與，社區關懷點的參與，社區健康學習團體試辦及種子人員訓練。
建置自我照護	定期辦理各項健康講座，提供健康學習環境，邀請老人參加。
學習成果發表	結合在地社團、老人會、社區發展協會等，辦理各項才藝活動、健康講座等，以提供社區老人各類健康促進活動。
召開檢討會議	召開專家會議，研訂社區老人健康促進策略（健康飲食、體能檢測、規律運動、老人體適能及防跌等）。

（資料來源：作者整理）

　　尋求更多人參與，持續參與，達到永續經營，是社區營造之所以成功的關鍵，我們建立共同的願景與目標，更以關懷據點為溝通平臺，藉由此平臺積極與公私部門、社會團體以及學校拓展與開創一個共同參與（participate）、彼此分享（sharing）、互相尊重（respect）、協力合作（collaborate）與通力支援（support）的合作夥伴關係（partnership）。在進行社區與老人相關健康評估時，可就人口概況分析及生活型態瞭解著手。

　　綜上所述，以彰化二水鄉推展「農村社區老人健康工作實例」：

第一、分析二水鄉老人人口概況

　　二水鄉分為十七個村，總人口數一萬七千零三十一人，六十五歲以上人口占百分之十七，長者人口結構分析為：

表 9-8　二水鄉六十五歲以上人口分齡統計表

地區	65-74 歲	百分比	75-84 歲	百分比	85-94 歲	百分比	95 歲以上	百分比	合計
○○村	179	15.9%	78	12.6%	23	16.1%	2	50.0%	282
○○村	195	17.3%	108	17.4%	20	14.0%	0	0.0%	323
合計	1129	59.5%	621	32.7%	143	7.5%	4	0.2%	1897

（資料來源：作者整理）

第二、彙集二水鄉老人生活型態

表 9-9　二水鄉老人生活型態

項目	統計分析
職業	以農業為主。
教育	不識字人數占 51.23%，國小及自修人數占 34.23%。
居家	獨居占 0.2%、子女家中輪居占 0.42%，六十五歲以上老人近五成非為家中飲食準備者。
健康簡述	患有慢性疾病，平均每人患病 1.4 種，以高血壓最多，次為關節炎、心臟病和糖尿病占 8.8%，高血壓占 34.37%，高血脂占 14.23%。 最近一個月曾看病者占 65.4%。 平均看病次數 2.3 次，過去一年曾經住過院者占 20.0%。 無法自理生活者占 9.1%。
社會參與	長青學苑組織車鼓弄、公背婆、桃花過渡、犁田歌隊等民俗才藝隊，為老人社會參與最主要的社區組織，曾獲得彰化縣老人才藝比賽冠軍，及多次應邀在文藝活動中表演。老人們平日聚會練習才藝，泡茶聊天，是幅「老來可喜」的最佳寫照。其次，社區發展協會、關懷據點、婦女會等社團均為老人社交場所。
關鍵人物	鄉長，村長鄰長，鄉民代表，農會總幹事、祕書股長，志工隊長，家政班長，婦女會理事，老人會理事長、總幹事，家政中心主任。

（資料來源：作者整理）

第三、推展養生保健班課程表

表 9-10　二水鄉養生保健班課程表

項目	內容	
辦理宗旨	為推展終身學習，擴展老人生活領域，充實老人精神生活，使老人繼續進修，體現「多用保健，少用健保」，發揚「時時保健，人人健康」理念，提升老人生活品質。	
承辦單位	敏惠醫護專校及實踐大學二水家政中心	
活動地點	實踐大學二水家政中心	
研習時間	一○四年二月二十七日至一○四年六月二十六日 每週五上午八時三十分至十一時三十分	
課程規劃	曾○彥老師	疾病預防新知
	蕭○娟老師	淺談銀髮族消化道保健

	鐘○霞老師	健康膳食介紹
	李○興老師	認識食品安全標籤
	張○月老師	失智症家屬之身心壓力調適
	張○月老師	疼惜女人——女性保健
	陳○卉老師	高齡安全植牙
	楊○文老師	人生三寶：精、氣、神～談中醫補氣
	翁○菁老師	經絡治療
	楊○華老師	芳香療法
	梁○儀老師	心靈彩繪
	許○芳老師	眼明手快，我最行
	曹○方老師	生命花園
	陳○吟老師	快樂手套偶
	許○媛老師	懷舊治療
	許○媛老師	理情治療

（資料來源：作者整理）

結語

　　健康國民是國家的最大資產，國民體能是國力的具體象徵，也是國家競爭力的關鍵因素，國家現代化衡量的指標之一。因應我國人口老化快速，疾病型態由過去的急性傳染病轉變為慢性疾病，而且這些慢性病特別是和個人長期的生活型態以及生活環境有關。為了培養正確的衛生知識，養成健康的生活習慣，建構良好的生活環境，促進社區成員健康，提高社區生活品質，是目前健康促進最需緊密連結且共同關注的議題和努力的目標。推展「社區高齡者健康促進」活動，擇定二水家政中心試辦，以期達到長者健康促進，著重平日保健工作，以期減少醫療需求，不僅增進身體健康及生活品質，亦可因少用醫療資源，發揮健康保健的效益，利人利己。

社區高齡健康促進

第十章　社區健康促進國際借鑑

前言

　　人類生活發展歷程，家庭是人們生活最重要的領域，而社區則是民眾公共生活中最基本的單元。在社會工作的學理上，社區工作是社會工作者用來協助社區組織起來，並運用自己的力量、資源去解決社區問題，以滿足社區的需要。在實務運作上，社區工作則是社會工作者用來協助社區從事社區發展與社區營造。近年來，隨著全球化的推動，為了避免社群的疏離現象，對於如何加強社區發展和社區照顧，十分關注和重視，而社區工作作為一種實踐的理論，正好提供所需的知識和技巧。

　　人口快速且大量的老化是目前已開發國家共同面臨的問題與趨勢，其所帶來的老人照顧問題更是一大衝擊，而社區照顧已成為老人照顧的主流，並採以家庭照顧為基石，亦即「在家老化」（aging in place）是一個人類期待安身立命的終老模式，而且也是頗具「人道主義」（humanitarianism）色彩的概念，相當適合運用在老人照顧工作上，所以政府推展社區照顧政策的原意不僅是利用各供給部門的服務輸送體系來協助老人留在社區中，更要幫助他們儘量留在原熟悉的居住地生活，使老人們的晚年仍能在自己熟悉的社區網絡被照顧、被支持，讓他們的「根」不會被拔除（uproot）或切斷，生活具有安全感和穩定感，甚至也不必因環境遷移而導致震撼性（traumatic）和負面的衝擊，進而帶來影響健康的不良結果，故要提高社區老人照顧的生活品質中，社會支持體系是不可或缺的條件。因此，要以社區的老人照顧支持體系為焦點，探討社區支持體系的內涵、實務及政府的支持資源，便成為老人福利服務的重要課題。

壹、瑞典的社區健康促進

　　老年人口激增，伴隨而來的共同現象包含長者的健康問題、慢性疾病、老化、失能及衰弱等均成為全球的家庭、社會及國家之沉重醫療及心理負擔。老化與發展是終身的過程，人生早期階段的行為、事件及社會關係，會影響到晚期生命的地位、聲望與福祉。因此，生命歷程觀點會因穩定或變遷而造成生命型態之差異。許多研究證實，規律的身體活動能帶來許多的健康效益，延長獨立生活的能力，降低失能，遠離憂鬱，進而改善生活品質。

　　政府近年來提倡「在地老化」政策，是導因於對老人生活品質的一種省思，其原意是希望協助老人盡量留住在家庭中，視「老化」為人生常態，而積極地推動社區照顧，倡導福利社區化，強調被照顧者宜「在社區中」生活，而方式是「與社區一起照顧」，或「由社區照顧」的福利措施。

　　瑞典是世界各國社會保險制度以及高齡者照顧的模範國家。早在一九六○年代，瑞典即已實施國民基本年金制度，加上其廣受矚目的高齡者療養制度、居家照護以及各種保障措施等，均影響著各國的高齡化社會福利政策。二十世紀七○年代，西方福利國家面臨嚴重的財政危機，新保守主義思潮的興起為其提供了一解決方式，各國逐漸接受其思想，在保證公民基本社會福利的前提下，推行社會福利改革。為了彌補政府對弱勢群體照顧的不足，政府鼓勵社區照顧的發展。以瑞典 Linkoping 大學附設醫院推動社區健康促進為例，朝向三個作為：

　　一、針對全體教職員開設的以社區為導向的培訓課程。

　　二、社區推展健康政策計畫以落實社區居民健康促進。

　　三、醫院管理階層將社區健康促進視為醫院服務目標。

　　健康促進（health promotion）：健康民眾為了過更健康的生活而從事有益健康的活動，所以健康促進包括衛生教育、政策、環境。對象是健康的人，採取的是有益健康的行為。是以健康促進是透過衛生教育（health education）、預防醫學（prevention medicine）及健康保護（health protection）三個層面的努力，來增強正向健康與預防負向的干擾。所以，健康教育是健康促進的方法之一，是公共衛生所要追求的一個理想。以社區為導向的計畫強化了社區管理機構及區域健康管理機構的合作。同時，這一政策在減輕政府財政負擔的同時，也實現了個人自主精神的恢復。「社區化」已經是高齡者照顧以及社會福利措施的趨勢。進入高齡化的社會，高齡者的人口比例以及平均餘命持續升高，影響所及政府對於高齡者的醫療保健、居家照顧以及相關的社會福利支出也不斷的增加之中。政府過去對於高齡者的福利照顧，傳統上多重視高齡者的住宅政策、保健照護、居家服務以及生活環境的提升等，然而隨著高齡者人口特性的改變以及需求的變化，已逐漸的擴及高齡者的社會參與以及教育文化的服務。

　　在地老化的概念最早起源於北歐國家，一九六〇年代，當時照顧老人都是以機構為主，例如護理之家或養護機構，但是老人在機構中，生活拘束又缺乏隱私，不夠人性化，因此興起回歸家庭與社區的想法。瑞典最早開始讓他們的老者回到家庭與社區中，把照顧的資源提供到家庭或社區中，按老人不同需求，提供不同服務。例如行動不便的獨居老人，就幫他購物；糖尿病又不方便上醫院的老人，就由護理人員到家裡幫他打針，因此大量減少機構的床位。在北歐國家實施後，得到很熱烈的回響，目前所有老化國家，都朝這個目標努力。讓老人在家裡自然終老，最符合人性，不得已進機構只是最後訴求。一九九七年，將「在地安養（aging in place）」這個新概念，結合了聯合國的「活力老化（active aging）」，成為「活力在地安養（active aging in place）」這個全新的主張。居民對社會服務現實需要的增長也是社區照顧興起的重要原因，「人越老，對故鄉、對家越依戀。」畢竟住在自己家裡最舒服，很少有人願意住到安養院，因此蓋再多的安養院，也無法解決老人照顧問題。主要包括以下二點：

第一、養老需求的增長

社會中老年人相對和絕對數量的增加必然帶來養老需求的增長。一般而言，社會經濟的發展水準、城市化水準和人口老齡化雖然是相對獨立的不同過程，各自具有本身的特點和發展規律，但三者之間通常存在著密切的正向關係。西方發達國家經濟發展處於領先地位，城市化水準也高於其他國家，人口老齡化程度也較高。二十世紀七〇年代以後，西方發達國家陸續進入高齡化社會，老年人問題逐漸顯露出來，養老需求的增長使得原本不堪負重的社會保障制度更加捉襟見肘，客觀上要求更多的服務主體和更多的社會資源介入養老服務，推動了社區照顧的產生。

第二、居民需求更加全面、更加周到的社會服務

隨著社會進步，人們更加關注自身的生存狀況，要求更加全面、周到的社會服務。這種需要同樣應當體現在社會服務中。物質生活的改善使得人們對精神服務的需求越加強烈，自尊意識的增強使得人們對社會服務提出人性化的要求。單純依靠政府的財政支持，似乎難以滿足人們對社會服務的需求，因此其他組織提供社區照顧彌補政府福利制度上的不足就成為必然。

所謂社區照顧，是指整合全部社會資源。運用正規照顧網絡，為需要照顧人士在家庭或者社區中提供全面照顧，促成其正常人的生活。生活在社區中，需要照顧者除了可從社區獲得正規照顧外，還可以從社區獲得非正規照顧。機構照顧通常難以滿足需要照顧者的心理需求，而這正是社區照顧的優勢所在。機構照顧作為正規照顧，服務的提供依賴於專門機構對正式資源的運用，通常專門機構難以調動非正式資源參與院舍照顧。而社區照顧更強調社區居民的積極參與，透過社區意識的培養，有效引導非正式資源介入需要照顧者的服務提供。

一般而言，照顧基本可以從四個不同層面進行界定：

表 10-1　社區高齡照顧的主要內涵

項目	內涵
行動照顧	起居飲食的照顧、打掃居所、代為購物等。
物質支援	提供衣物家具、現金和食物等。
心理支持	問候、安慰、輔導等。
整體關懷	留意生活環境、發動周圍資源以支援等。

（資料來源：作者整理）

　　同時，從照顧提供者的角度，可將照顧分為正規照顧和非正規照顧。正規照顧通常指由政府承擔及提供的照顧性服務，這些服務多由政府人員及專門工作人員提供。隨著民間組織和志願者團體的發展，其提供的服務也被納入正規照顧的範疇。非正規照顧是指由家人、親友或者鄰居基於情感和人倫上的因素及動力而提供的無償照顧。因此，社區照顧往往涉及行動、物質、心理和環境等各層面，涵蓋正規照顧和非正規照顧。只有如此，社區照顧才能滿足照顧人士多方面的服務需求。推動的「在地老化」或「活力老化」，其實都是「健康老化」的概念，先近社會體認人口老化的嚴重性，積極規劃的老人福利措施，例如居家服務、居家護理、設立社區關懷據點及日間照顧中心，提出長期照護方案，就是希望達到讓老人成功老化的目標。尤其是戰後嬰兒潮世代的老人，將是擁有良好教育、經濟相對富裕、自主意識高的老人，他們不願像過去老人一樣被鄙視；他們可能單身、離婚、失婚，對退休後的生活品質更加重視，如何滿足他們的需求，是一大挑戰。

　　WHO 對健康的定義：身體、心理、社會三面向的安寧美好狀態。社會參與、個人健康和社會安全為活躍老化政策架構的三大支柱，隨著知識社會的到來，終身教育蔚為風潮，高齡學習列為活躍老化的第四大支柱，以強化高齡者學習在活躍老化進程中的重要性，由此可見，活躍老化代表一種更尊重自主和參與的老年生活，其層次較成功老化更為進階。觀之，當老年人本身對自己老化的缺乏認知及充滿負面想法皆是對老年人的心理、

身體、認知及其生存構成重大的威脅及傷害。我們必須透過各種途徑鼓勵老年人能多從事運動，因此，適當的運動處方，包括提升身心理健康及功能性體適能、減重、建立規律運動習慣（Annear, Cushman, & Gidlow, 2008），附加如全民衛教與保健、健康行為改變策略，及定期的運動功效評估等配套措施是最有效提升社區民眾健康的方法。

貳、英國的社區健康促進

福利國家是許多社會所追求的目標，英國是世界上最早實行社會保障制度的國家之一，「從搖籃到墳墓」成為受到矚目的成就。二十世紀七○年代以來的經濟衰退，加速了英國社區健康照護服務的發展，以舒緩政府於社會福利日漸增長的龐大支應。社區健康推廣活動的方式可分為兩種：

表 10-2　健康推廣活動的方式區分

項目	內涵
個人健康生活的實踐	需要個人生活習慣的改變，無須大環境或政策上的介入來改造，較易被採行。
社區發展及環境改善	社區介入的健康促進模式，一般認為是較具執行成效。

（資料來源：作者整理）

作為一種服務方法，社區健康促進被運用於社會服務的各個領域，雖然政府、社會工作者等倡導社區照顧的初衷有所不同，但其具有社會福利的指導原則是明確的。英國的健康促進的服務範疇大致上分成三大類：

表 10-3 英國的健康促進的服務範疇

項目	內涵
疾病預防	這類的服務主要是由專業人士提供相關的諮詢服務如：酒精控制、藥物控制、深層靜脈栓塞的預防、心理諮詢、產前諮詢等。
社會福利	英國健康促進產業也提供一般民眾各樣基礎的社會福利以及檢測如：乳房檢查、子宮頸抹片檢查、頭蝨檢測、避孕防護、長期照護、老人安養等。
健康推廣	照顧人民的健康並推廣各項健康的生活方式也是健康促進的範疇之一，如：推廣母乳撫育、健康減重、均衡營養的攝取、戒除菸酒等。

（資料來源：作者整理）

　　由於現代人生活壓力大，飲食及作息不規律已成為普遍性的問題，因此引發文明病（如：心理疾病、糖尿病、肥胖等）的比例較以往上升，在推動健康促進的過程中，若能培育更多專業諮詢人才，在最初期就提供完整的諮詢服務，可以早期預防疾病的發生，也可讓民眾避免了日後長期性的醫療費用。由於英國擁有許多專業的照護人才與諮詢師，英國民眾願意使用諮詢服務的情況廣泛，才得以讓英國的健康促進產業發展迅速，英國官方早在一九四八年所成立的「國家醫療保健服務」──NHS（National Health Service）是在歐美各國中數一數二規劃完善且便利性極高的健康醫療系統，不但使英國國民享受到基本的醫療服務，更提供各項貼近民眾每天生活所需的健康諮詢，例如：戒除菸酒、避孕防護、健康減重、精神治療、癌症諮詢與預防等，讓不同性別、年齡層對於身體保健所產生的不同需求獲得了最直接的治療與解答。英國政府也以「國家醫療保健服務」作為發展及推動英國健康促進的第一線機構。「國家醫療保健服務」行之有年且體系健全，在基層的健康促進推廣上亦具成效。各種專業醫療服務項目分類較細且各部門皆培育專業訓練的醫療人士，又民眾願意使用諮詢服務的情況廣泛，服務與宣導較為普及。

表 10-4　英國健康促進活動的推動內涵

區分	機構	主軸	內涵
公部門	「國家醫療保健服務」（National Health Service）	提供人民基本健康醫療服務的系統，服務的原則不在個人的收入，而是根據每個人的需求提供全面性的醫療服務。	「醫院與社區健康服務」，提供在醫院中的各式醫療服務，約占 NHS 服務體系中的 80%。
			「家庭健康服務」，這其中包含了醫藥諮詢、身體健康檢測等，約占 NHS 服務體系中的 20%。
私部門	私人開業的醫療機構與志願或慈善醫療院所	提供長期照護、急症看診、精神與心理諮詢以及初級的居家護理照護等。	專業信託 Anchor Trust 是非營利居家護理照護機構，主要服務對象為銀髮族，服務項目有：養護之家、提供到府的居家護理照護、幫助退休人士購置或管理養老住宅。
			AXA PPP Healthcare 主要業務為私人醫療保險、牙齒保健、健康諮詢以及職業衛生安全等。
			Barchester Healthcare Ltd 服務的專業領域為居家照護與銀髮族的安養。

（資料來源：作者整理）

　　學者 Green & Kreuter（1999）提出，健康促進是有計畫的結合教育、政治、法律和組織支持，為促成個人、團體和社區具有健康的生活狀況所採取的策略或行動。在健康促進的異業結盟案例中，私部門中的 Anchor Trust 為了提供年長者更完整的服務以及關於退休生活的各項諮詢，與地方機構有密切（如：特別提供行動不便醫療照護與心理諮詢的照護品質委員會 Care Quality Commission、主要提供退休人士尋找並購置養老住宅的租屋服務機構 Tenant Services Authority）的合作，讓 Anchor Trust 整體的服務做到更細緻且擁有更多的資源可以分享與利用，也提高受照護的長者們對 Anchor Trust 專業度的信任。綜合言之，健康促進為增進個體與團體的健康認知，導向正確的心態及積極的態度，以促使行為的改變，並尋求身心健

康的方式，來提升生活滿意；而成功的活躍老化必須建基於「強化其掌控並增進自身健康的過程」。因此，探討健康促進與活躍老化的量化指標，將有助於高齡者成功老化。因此重視需要照顧者，為其創造正常生活的自然環境，是社會各界的共識。明確的指導思想是社區照顧良性發展的重要條件。官辦民助是英國社區健康照顧的重要特點，社區健康照顧的資金主要來自政府，政府是其主導力量，社區居民主要是作為社會支援網絡為需要者提供人性化、便捷化的照顧。但隨著政府財政壓力的不斷增大，政府越來越難以為社區照顧提供足夠的資金。為此，英國政府經嘗試把興辦社區健康照顧的權力委諸地方。健康促進其後逐步拓展，舉其較為著稱的階段為：

表 10-5　英國健康推廣活動的發展脈絡

年代	項目	內涵
一九九七	「精神健康現代化（Modernizing Mental Health: Safe, Sound and Supportive）」白皮書	是關於成人精神健康的服務政策，旨在強調綜合性的精神醫療服務以及精神健康服務供需差距的問題。
一九九九	公布了「國家服務網絡及策略方案（National Service Framework and Strategy）」	共有十大項不同的醫療策略並撥款七億英鎊，欲加強英國的心理衛生服務，其中心理健康促進（Mental Health）便是其中一項。
二〇〇五	英國國家衛生署（Department of Health）出版了《塑造公眾健康的未來：對民眾健康促進（Shaping the Future of Public Health: Promoting Health in the NHS）》	定義了地方機構與公家機關在英國健康促進產業的角色與需要具備的技能（例如協助健康促進的人員包含了基礎醫護人員、老師、社工人員、志工等），並提供英國政府未來在健康促進產業的相關建議與實行藍圖。
二〇〇八	英國皇家公共衛生協會（Royal Society for Public Health）	成為英國在健康促進上主要的幕僚機構，其服務內容包含了培育健康促進人才、改善食物安全與衛生、職業安全等。
二〇〇九	英國政府訂立了「New Horizon: A shared vision for mental health」策略	在於宣傳預防精神疾病，重視國民心理健康，並加強個人化的心理諮詢服務，且鼓勵相關的健康促進研究。

| 二〇一一 | 「衛生與社會保健法案（Health and Social Care Bill）」 | 可為英國國庫在健康醫療的部分省下約每年十七億英鎊的開支，並預期可縮減中間繁雜的醫療體系環節並開放更多私人與志願醫療機構，能帶給英國人民更多在醫療保健上的選擇，且提高服務水準。 |

（資料來源：作者整理）

二十世紀八〇年代後，英國政府以社區照顧為主的福利哲學，嘗試減輕健康促進地方政府提供正規服務的壓力，鼓勵非正規服務和私有化服務的發展。政策制定者認知到資源配置不佳的問題，故在一九八八年訂頒之Griffiths Report 中就將「更有效的資源使用使最有需要者得到服務」列為政策目標。而個案管理的實施被視為是控制費用、增進效率的策略。爰此，社區健康照顧服務和個案管理制度的成效引起廣泛重視。

英國的人口組成不斷的朝老年化發展，根據統計到二〇二六年英國的老年人口將占整體英國人口比例的百分之二十二，相對而言，勞動力人口所背負撫養老年人口的壓力也比從前來得大。將健康促進視為社會工作的環節，正如同二十世紀末著名的英國社會學者安東尼‧吉登斯（A. Giddens）在其著作《第三條道路──社會民主主義的復興》中提出改革社會福利國家的新設想，建立「社會投資型國家」，建設一個「積極的福利社會」，並在風險和安全、個人責任和集體責任之間建立新的關係。「社會投資型國家」主要原則為國家將在任何可能的情況下透過教育和培訓的途徑投資於人力資本，而盡量不直接給予利益或提供經濟資助。對於社會福利問題，應當努力改變以往營造社會安全網的做法，透過積極推動「公民公共道德」發展，來盡量避免因一味依賴社會福利而導致的「道德公害」。同時，倡導社會樹立「積極福利」的觀念，透過培養個人對自己負責的精神和獨立意識，充分發揮各社會組織和機構的作用。在對福利國家進行反思的背景下，西方國家的福利政策發生了變遷，更注重發揮社會各方面在社會福利中的作用。因此英國健康促進產業特別關注銀髮族退休後的健康促進及安養照護工作，例如改善養護之家的軟硬體設備、加強看護人員面對緊

急事故的專業訓練等。在政府的積極推動下，社區健康促進獲得了生存發展的空間。

　　根據歷史統計英國老年人口在二〇一五年達到約六千四百餘萬人，這其中也不乏有許多外來的移民人口，使得對於健康產業的需求大增，進一步分析人口組成的趨勢，老年人口占整體英國人口的比例也逐年上升，在二〇二五年達到每五人即有一位長者，是以英國在進入二十一世紀後以國家的力量推動「社區中期照護」（community intermediate care），以嶄新的醫療服務模式，整合各種醫療服務資源，以回復老年人最佳的身體功能及減少非必要的入院與入住機構為目標。老年人罹患疾病之後往往需要較長的恢復期以回復其罹病之前的生活功能狀態，也因此衍生出不同於傳統醫療服務模式的照護需求。中期照護的發展模式非常的廣泛，主要包含：社區健康促進、居家到宅服務、機構方式復健、支援性出院、日間復健、社區醫院等。英國政府在過去的二十年間大幅減少醫院內老年病患因無法出院的長住病房，藉由社區中期照護的架構，整合社區中的衛政與社政對於老人照護的資源，打破英國以往的醫療服務模式，讓急性醫院的老年醫學專科醫師直接與社區照護團隊連結，以周全性老人評估作為擬定治療計畫的主要工具，配合病患的需求整合提供適切的治療，回復其日常生活功能。

　　英國「老年人國家健康服務架構」中由政府大力推動中期照護，最主要的成果來自於現實需求的驅使。由於過去的醫療體系以疾病為導向在診治病患，對於老年人並無法面面俱到，加上醫療體系對於孱弱老人更是欠缺整體性的治療措施，所以促使推動這個計畫。「社區中期照護」是老人健康照護體系一個嶄新的作為，是一種健康照護模式，目的在幫助病患由疾病期過渡至恢復期、預防原本可在家中照顧其慢性功能缺損的病患變成為需要入住機構，或是協助末期病患盡量在生命末期維持一個儘可能的舒適狀態。主要是透過各種可行且具備積極治療意義的住院替代方案，讓病患在急性疾病出院之後依然具有適當的治療，以回復其最佳的健康狀況，這樣的健康照護對於老年人尤其重要。社區中期照護是一些服務的組合，主要設計來協助病患由醫院平安返家，使其由醫療上的自主到功能上的自

主。照護的首要目標不一定完全是醫療，但病患必須具有出院的可能且臨床上照顧結果是有可能進步的。由於老年人在健康與疾病上的特殊性，急性疾病緩解之後往往需要一段復原的過程，針對急性疾病期間因為疾病治療或是臥床所產生的身體功能退化，老年病患需要針對身體功能復健、營養狀況調整與認知功能回復建立一個整合性的社區健康照護服務。該照護的服務並不需要動用大型綜合醫院的資源，但卻可能超過傳統基層醫師的處理範圍，其服務內容可包括「替代性治療」與「多重需要病患的照顧」。此方案是為英國「老年人國家健康服務架構」的重要基本要點之一。認為老年人健康照護服務有：排除年齡歧視，以病人為中心，中期照護，急性照護，腦中風，跌倒，老年人心智健康，老年人的健康促進與失能預防。

社區中期照護的兩大主要目標是「促進自主」與「預防不必要住院」，並經由提供嶄新且完整的服務架構，包括醫院、社區醫院、照護機構與社區式照顧來達成目標，進而達到促進最大身心功能回復與減少住院。社區中期照護包含以下三項目標：

第一、能處理或避免健康上的危機發生。

第二、在急性醫院治療後從事積極復健治療。

第三、在考慮進入長期照護的個案均必須考慮照護需求。

該照護服務能提供一個核心的團隊，包括基層家庭醫師、醫院醫師、護理人員、物理治療師、職能治療師、語言治療師與社工，輔以充分的照顧服務員及行政人員協助。由於，老年人在罹患急性疾病後最佳的後續照顧場所取決於主要的治療目標，單一照護場所未見得是最好的選擇。因此，中期照護以各種健康照護服務模式的組合，以「盡量靠近家的照護」（care closer to home）為概念，提供整合性的健康照護，而主要的達成方法是透過醫療服務的延伸與以社區為基礎的整合。

社區健康照護使得在民眾社區及家庭提供密集的治療服務，包括一般在基層醫療院所才能提供的檢查與治療，且嚴重度尚無須到急性綜合醫院才能治療，如此一來除可減少病患的住院，也可提供住院病患連結出院的後續治療服務。另一方面，也可針對術後病患提供如同醫院病房的各項治

療，提供病患可以在家恢復的機會。與急性綜合醫院的差異在於期中照護的作為，促進社區醫院以收治醫療狀況較為穩定，但具有多重醫療照護需求的病患為主，為病患提供各項治療服務，主要是主動式的身體功能回復為主，輔以其他相關醫療與護理治療。

考量現代人生活壓力大，罹患各式文明病以及精神方面的疾病的機會較大，對於健康方面諮詢服務的需求也逐年上升，同時如何利用各種方式來減壓、紓壓，以減少這方面的文明疾病，例如推廣健康飲食與運動、提倡戒除菸酒等。在福利服務多元化的趨勢，私人的健康照護機構所提供的服務項目繁多，例如：居家護理、養生村、販售居家養護用具、養護諮詢等，而非單一的老年退休療養，且根據每個人的生活狀況與自主能力給予不同的服務，所接受的客群也較為廣泛。

參、美國的社區健康促進

美國現代公共衛生制度的開端可以追溯到一八五○年成立國家衛生局。而後，在一九一八年和一九二三年，約翰霍普金斯大學和哈佛大學先後成立公共衛生學院，反映的是瞭解到公共衛生的重要性，同時也為日後的人才培育奠定了基礎。現行的公共衛生體系主要由聯邦政府、各州以及地方性公共衛生機構三個層級的行政機構所組成，由上述三個體系一同執行公共衛生與保健，來保障美國人民的安康。聯邦政府最主要的公共衛生執法機構為衛生及公共服務部（Health & Human Services, HHS），健康促進相關法案與預算亦由衛生及公共服務部（HHS）來負責擬定與執行。

「健康促進」的觀念萌芽於一九四五年，醫學家 Henry E. Sigerist 提出新的醫學概念，其將醫學工作分為四個部分包括：健康促進（the promotion of health）、疾病預防（the prevention of illness）、疾病復原（the restoration of the sick）與復健（rehabilitation）。但其實美國健康促進發展的歷史應追溯

到其公共衛生發展史上。近期對於健康促進則進一步深化，健康的人民是國家競爭力的一部分，也是國家永續發展很重要的推動力，衛生政策應該努力滿足民眾的健康需求。

表 10-6　美國健康促進的發展脈絡

年代	項目	內涵
一九七九	「西元兩千年全民健康」的策略	規劃健康政策及健康服務方向，促使人們擁有「正向積極的健康」（positive health），而不再只是預防死亡或疾病的發生。
二〇一〇	健康促進和疾病預防方針	1. 避免可預防疾病、殘疾、損傷和早逝以延長壽命並獲得高品質生活。 2. 實現健康公平原則，努力消除差距並改善公眾健康。 3. 促進並創造健康的社會與自然環境。 4. 改善生命各個階段的生活品質、健康發展與健康行為。

（資料來源：作者整理）

　　美國政府發表健康指導方針的主要目的是為了延長民眾壽命並提高其生活品質，進而促使民眾能夠更加健康。從此在國際間興起健康促進的概念，並引起各國對健康促進的興趣及推展各項健康促進的活動。許多高齡化國家陸續投入關注老年人議題，期望的是讓老年人在老年生活中，有尊嚴的、適應的、安穩的、成功的繼續老化。美國衛生暨公眾服務部（United States Department of Health and Human Services, HHS）在推動社區健康促進，是將重要資料開放給大眾，鼓勵創新運用，以求促進公眾利益。早在開放政府計畫公布初期，衛生暨公眾服務部就致力於快速推動社區健康資料行動（Community Health Data Initiative, CHDI）。社區健康資料行動包含了「開放資料」（open data）和資料共用的概念，也就是開放政府計畫的核心。這裡的關鍵在於，政府藉由實現「政府即平臺」（government as platform）的理念，提供比以往數量更大、品質優良的免費政府資料給大眾，並且積極宣傳推廣、提高使用機會，如此將能帶來巨大的公眾利益。社區健康資料行動是由公私部門合作推行的主要計畫，目的是幫助美國

人民瞭解自己社區的衛生和健康照顧情形，並藉此喚起民眾注意、推動改善工作。社區健康資料行動進行的基本方式，就是催生、發展一個包含資料提供者和資料申請者的健康資料產業生態；社區健康資料供應者以衛生暨公眾服務部為首，資料申請者則是運用這些資料吸引大眾對社區健康情形的注意、對立法者施壓以改善現況，或提倡宣傳能改善現況的活動。

這個資料採用的檢測標準，評估醫療品質、保健成本、就醫情況和公眾健康（如肥胖率、抽菸率等），也包括了為社區健康狀態指標（Community Health Status Indicators）、各郡健康評比（County Health Ranking）所製作的資料。資料蒐集的內容會包含許多聯邦醫療保險與醫療補助服務中心（Centers for Medicare and Medicaid Services, CMS）以往從未公布的醫療保險資料，將疾病盛行率、保健品質、醫療成本、醫療資源使用的情況，以全國、各州、各地區等不同層級區分，也納入美國國家健康政策所追蹤的評量資料。社群網站應用程式讓健康衛生改善行動的領導者之間可以相互連結、比較成效、分享成功經驗，也能彼此競爭挑戰。達到：

第一、社區之間舉辦健康衛生創新改善競賽。

第二、線上資料讓民眾能更瞭解社區健康衛生議題。

第三、利用社區健康資料協助改善搜尋引擎所提供的健康衛生相關資訊之有效性，並進一步增加人們對社區衛生健康情形的認識。

第四、將社區健康相關資料整合加入散布資訊效率極高的新聞通路。

析言之，社區健康資料行動發揮資訊透明、公共參與、以及組織合作的力量，改善社區健康衛生。這並不是單單一個組織發起的行動，而是屬於美國人的行動，體現聯邦精神，共同實踐唯有合作才能完成的目標。

美國早期的健康促進計畫幾乎都在強調個人行為的改變，也提供了許多的衛生教育策略給民眾，而像貧窮、醫療照顧缺乏等社會問題，以及環境對健康的影響，鮮少提及。對於多數生理機能較好的高齡者，社區服務的功能宜強化提升生理與功能生活品質，重點在於預防老化與促進生理健康。在經濟生活品質方面，對於社會安全制度尚未建立完善，大部分人得

靠自己準備充足的養老金，長留職場才能使老年無虞，強迫退休造成依賴
人口增加與生產力降低，對國家的經濟競爭力反而可能有負面影響。而中
高年人重視紀律，講究細節，工作認真負責，且五十歲以上的社會中堅分
子因子女已經長大，比青壯年更無後顧之憂，如果延後退休衝刺事業第二
春，對企業、個人和社會都三贏。社區照顧的終極目標是努力促成需要照
顧者留在社區內，盡可能保障其過正常人的生活。正如同英國制定的社區
照顧政策指出，社區照顧的目標是盡量維持需要照顧者在社區或其自然生
活環境內的獨立生活，直至其必須接受機構照顧。

　　健康促進是指幫助人們改變其生活習慣以達到理想健康狀態的一門科
學與藝術。社區健康促進為達成高齡者能「活躍老化」：身體上和功能上
的健康、高度認知能力、主動參與社會，這些是維持原有社會關係最佳的
方式。除公衛部門努力確保較低的得病風險與失能機率外，更重要的是自
我的努力，要保持對社會的接觸並參加生產性活動。以社區介入方式來促
進健康、預防疾病已有相當的歷史。時至今日，社區介入已被認為是十分
符合成本效益的健康促進方法（Altman, 1995；陳靜敏，2002）。美國勞工
部（The United States Department of Labor）依據「美國老人法」（Older
Americans Act）編列經費及所實施的「老人社區服務就業計畫」（Senior
Community Service Employment Program, SCSEP），將五十五歲及以上的
低收入者、不易就業者等安排參加社區服務工作，一方面使這些人在經
濟上能自給自足，一方面藉由計畫參與的過程協助其過渡至無須政府補助
的就業雇用。每年約可提供上萬個部分工時之工作機會。受補助單位所提
供之工作內容主要為社會、衛生、福利與教育服務等面向，包括一般事
務工作、廚師、日間照顧協助、家庭健康照顧、居家清理、保母、警衛、
法律協助、稅務協助、財務諮詢、圖書館、娛樂、保存、維護與恢復自然
資源、社區美化、抗汙染與環境品質工作、改善氣候變遷工作、及經濟發
展等。

　　美國總統衛生教育委員會認為，社區健康促進是一種跨越健康知識和
行為的過程，應用健康的知識，培養有利健康的習慣和避免有害健康的活

動。而在一九八一年世界衛生組織主張健康教育的重點在於民眾和行為。其目的在鼓勵民眾採行健康的生活型態，明智的運用現有的衛生服務，能個別或集體的決定並改善自己的健康狀態及生活環境。由此可知，社區健康促進是藉由教育的方式和力量，增進個人的健康知識，改變個人的健康態度，進而培養健康的生活型態、實踐健康的行為，最終的目的是要維護並促進個人的健康，提升人類生活的品質。為使參與者能朝向經濟上能自給自足的目標，受補助單位須積極開拓無須政府經費補助的就業機會，包括直接與私營或公營雇主聯絡，或透過專業機構找出適當的無補助就業機會，甚至可包括受補助單位內的無補助就業。

　　在美國目前有超過一千五百個社區推動健康社區促進的作為，是由羅斯福總統所創立的，是一個漸進式的改革活動，主張每一個公民都應該身體力行來執行民主以及健康的生活，著重公民對健康作為的學習能力，正如同美國趨勢學者托福勒（Alvin Toffler）說二十一世紀的文盲，不是那些不會讀或者不會寫的人，而是那些沒有辦法學習、不能夠捨棄惡習以及難以重新學習的人。社區，因為不僅是都市，也會在偏遠地區，其實它是一個運動，是一個永續性的運動。這些社區主要是要促進經濟的繁榮、保護社會的安全，讓人們有一個適合居住的地方，讓人們可以在一個地方安居樂業並且是無憂無慮的，因此是一個全民運動。社區健康促進採取的是「健康信念模式（Health Belief Model）」，著重的是：

第一、知覺到疾病與殘障的影響。

第二、知覺疾病或殘障的嚴重度。

第三、知覺健康促進行為的益處。

第四、知覺健康促進行為的阻礙。

　　健康社區（Healthy Community）的概念來自於「健康城市」，世界衛生組織於一九八六年創立健康城市計畫，目的是為了整合健康政策與城市政策，提升市民的生理心理健康及對於居住環境的認同，無論對於改善環境、市民健康服務、乃至社區營造教育，均有賴政府與民間力量的投入，達到全民健康與地方實施健康促進為原則，健康社區乃是以健康促進理念與原

則，強調社區發展（community development）的方式，來完成健康促進的行動，藉由民眾參與的過程，使專業者與一般民眾共同檢視影響社區健康的因素、定義社區的健康議題，並配合社區發展適用於當地社區的行動，推動創新的活動與健康的公共政策，增進社區健康的實施。

肆、先進國家推動的啟示

健康社區的推動不是口號，健康促進活動更不是一連串的宣導活動，而是腳踏實地一步一腳印的運動。而推動成功之元素之一，就是要能有效整合社區資源，因為不管人力、物力、財力等資源都是有限的，唯有透過有效的合作夥伴關係，才能凝聚社區力量，創造更多附加價值，促使創新提升社區永續經營的能力。

「在地老化」（aging in place），並非表示老人留住社區就可以得到適切之照顧服務；只要是不違反老人意願之長照服務，是否「在地」或「非在地」，就成為次要了。借鑑先進社會的社區照顧或社區健康促進的規劃及實踐，將「社區」的範圍擴大為公共議題（public issue）來界定；考量以「事緣社區」（affair community）：就特定公共議題，依一定程式確認，經由居民共識所認定之空間及社群範圍，來取代過去僅以政府管轄權為考量所認定、具備行政特性之「地緣社區」，以更符合社區居民之實際需求。

日本面對人口結構的老化趨勢，亦發揮社區高齡健康促進的活動：

表 10-7　日本健康促進的發展脈絡

年代	項目	內涵
二〇〇二	推出「健康增進法」	強調國家整體、產官學共同努力，以改善生活習慣為目標，以減少疾病，實現開朗的高齡社會目標。
二〇〇五	提出「高齡化社會對策」	1.終身建立健康的身體；2.建立健康的環境設施；3.推動照護預防服務。

二〇〇六	設置「區域整合介護支援中心」	因應照顧服務人力短缺、社福資源整合不易以及照顧涵養不足，把設置在各地之「老人介護支援中心」改設為「區域整合介護支援中心」，以求落實介護保險政策之推動。

（資料來源：作者整理）

　　臺灣的健保制度對病人的照顧在世界上評價很高，運用大筆經費在健康的後端——治病的部分，而不是投資在前端，也就是預防的部分。隨著老年人口增加，再繼續投資後端，未來怎能撐下去實在是一大隱憂。人口快速老化的國家芬蘭，走了不一樣的路。把大量經費投資在預防，發展出一套嘉惠所有民眾的公共運動俱樂部制度落實健康促進政策。以老年為例，人人都可獲得專業的運動處方，並有多樣的選擇從事運動，使得老人非常強壯，活得安全快樂又減少別人的負擔。不但老人健康，還帶動大學生存及運動產業發展。芬蘭中部城市佑華斯克拉（Jyväskylä），實施這套健康促進計畫，與大學一起合作，大量投資在體能活動，而且即使是疾病復健。這是一個人口八萬人的大學城，每天早上許多老人到學校運動場館排隊，選擇個人喜愛的運動。每個環節針對老人精密設計。這所大學訓練出來的運動指導員不會只能根據書本知識照本宣科，他們懂得傾聽老人提問，有能力針對個別問題提供建議，電子晶片卡則不但用來租借器材，也記錄了運動量和運動類別，也便於政府統計與教練評估，許多運動都有輔助設施使運動達到目的和卻不會造成傷害，並可產生成就感而願意繼續做下去。每位運動指導人員都要經過急救訓練合格也讓老人更放心，又根據需求不斷開發新的活動來吸引老人。各種運動處方實施時，非常重視運動前暖身和運動後的緩和運動來減少疼痛。除了暖身，活動場所氛圍的掌握更一向被列為運動指導員專業素養之一。政府投入預算來推動運動保健，社政部門和運動推動部門一起努力，芬蘭在醫療知識引導和決策決心下，讓老人保有最大程度健康與快樂，成為世界級的老人保健典範，創造歐洲健康老人最多的城市。

　　一九八六年，世界衛生組織（WHO）在加拿大渥太華（Ottawa）舉辦第一屆健康促進國際會議，制定了《渥太華憲章》，認為「健康促進」是「使

人們能夠強化其掌控並增進自身健康的過程」；作為達成「全民均健」的重要手段，其中強調「人」是社區營造成功的關鍵與基石，在健康促進憲章五大行動綱領中之強化社區行動，即強調社區資源整合與人才運用，提升社區民眾的自主參與來推動健康促進活動，營造健康生活。社區健康促進並不單純強調社區居民的積極參與，也注重政府、專業機構、社區居民的相互配合，最終形成為需要照顧者提供全面性服務的服務體系。為了有效動員社區居民參與由社區照顧，必須建立社會支持網絡。社會支援網絡是指能夠為個人提供支援的人與人之間的特定聯繫。社區居民在日常生活中可與家人、親友鄰居甚至志願者之間形成親密的聯繫，親近社會支持網絡的行程。雖然社會支持網絡屬於非正規的社會支持，卻通常被視為解決個人和社區問題的有效方法。一般而言，個人遇到問題的第一個反應是尋求家人、親友等關係親密的人幫助，因此社會支持網絡是補足正規照顧的一種有效支援模式。個體價值觀念因為社會變遷帶來學習方式的改變，如何瞭解社區生活脈絡的影響，需要行動者與社區居民不斷的對話與行動反思，方能建構一個滿足個體與社區需求的學習方案。

《渥太華憲章》強調社區行動在健康促進的重要性，雖然個人生活型態的改變是健康促進的主體，但為了達到增進健康的目標，透過社區組織的方法往往是最有效的。高齡者年紀較長，頭腦不似年輕人靈光，精力不似年輕人充沛，動作不似年輕人迅速，反應不似年輕人敏捷，因此常會感覺自卑，認為自己年老而無用，在表達自己的想法時，容易因別人無法理解而過於激動，並與人意見相左；此時，別人反而會認為高齡者固執己見，無法溝通，久而久之，高齡者便不再作無謂的解釋，凡事沉默以對。要打破高齡者的沉默、敞開高齡者的心扉，一般大眾應主動關懷，對老者噓寒問暖，讓他們能有被重視的感覺；然後鼓勵其將心中的想法說出，當一個傾聽者，以專業、親切的態度，適時鼓勵讚美，並與之對話，將其長久以來積壓於心中的壓力釋放出來，強化高齡心靈撫慰，協助高齡者回顧一生，坦然面對生命，正向積極度過餘生。有鑑於「健康促進」已成為健康意識的主流思考，且透過社區組織、營造的方法，推動健康促進活動，使民眾

能積極採取有益健康的行動及生活方式，往往是最有效的策略。社區教育推廣策略的目標是透過各種形式組織的成長，例如：結合人力、財力與物力資源，藉由某些有組織的活動，創造有價值的服務，以服務社區成員及全體社會，是以其特點為（張菀珍，1999）：

表 10-8　社區健康促進的策略

項目	內涵
強化民眾對社區學習的認同	以社區成長的共同經驗創造社群生活的提升，生活所積累的默契、情誼、價值觀、認同感與信賴感以及對彼此間的印象評價，以尋求社區生活重品質的提升。
引介社區學習對民眾的意義	以滿足社區成員的學習需求為出發點，規劃學習的未來願景，嘗試尋求自我超越、兼顧預防性與教育性的工作策略，以作為活動課程設計、目標優先順序、方案設計及決策過程的參照。
社區學習目標的建制與評估	社區學習宜透過現狀的檢討，以追求服務的創新性與差異性，強化現有人力、物力資源及社會關係，努力改善所提供服務團隊的品質；強調目標範圍的集中。
專業知能的統整與再造活動	透過專業規劃能力的再造、組織動員力量的激發、人力資源運作的技巧、督導溝通體系的建立、管理回饋的評估機制等，全面性的建構「社區教育專業知能的再造活動」。運用「組織合作關係」，是一種經由協商、承諾以及履行等階段的重複程式所形成，其間每一項都要以效率與公平性來評估。
社區教育規劃能力突破作為	依據社區發展任務，訂定使命的達成、工作計畫或工作策略的運用，及社區學習的設置目標。例如：教育活動的內涵，係以親職教育、子職教育、兩性教育、婚姻教育等為範圍，在學習計畫與行銷策略的運用方面，積極落實學習方案所設定的目標。
督導溝通體系的建立與發揮	妥善運用督導與溝通機制，協助社區成員解決問題、指引方向並能發揮激勵的作用，也是建立激勵制度的重要溝通體系。人力資源的運用，係依據當前及未來的方案要求與組織分工方式，培訓人力與資源調度事宜。
目標網絡的建構與發展策略	要多元化、人性化，也要切合民眾真正的需求，從觀察他們的語言、文化和生活型態，繼而瞭解他們對於社區教育的態度與關注焦點，在提供最合適體貼的服務，也能建立完善的規範，保障社區民眾的權益，形成一種共同利益的關係就是一種合作關係，知識上共同分享，以增強每個成員的能力。

組織動員力量的 激發與執行	結合人力資源、財力資源與物力資源，經由某一些有組織的活動，創造某些有價值的服務，以服務社區部分成員；即是經由規劃控制、流程設計、組織結構、權責劃分來整合資源、提供服務，以滿足社區的需求。受益對象的集中是指專門針對某一類人士提供服務，並且對該類人士的特性與需求非常瞭解，進而成為社區學習方案的主要對象，集中力量設法滿足目標對象的各種教育需求。

（資料來源：作者整理）

　　社區健康促進的目標就是要為需要照顧者融入社區提供各種便利，使其能夠形成自己的生活方式，建立自己的社交關係。互助網絡是把具有相同問題的需要照顧者組成互助小組，建立其之間的聯繫，使其能夠以自助助人的方式相互支援。社區互助聯絡旨在強化社區和社會的聯繫，樹立良好的社區形象，獲得社會人士對社區照顧的長期資助和支持。因此，其是社區的重要公關活動。一般而言，圍繞社區健康促進應當形成以下幾種社會支持網絡：

表 10-9　社區健康促進的策略

項目	內涵
建置專業服務	社區照顧的實施在很大程度上依賴於專業人員的參與。因此，發動社區居民參與社區照顧就成為社會工作者的重要工作。社會工作者應當制定相關的召募計畫、培訓計畫、激勵計畫。建立專業網絡，是要求需要照顧者強化其現存人際關係，並注意發展其生活環境中可能為其提供支援的成員關係。透過完善的個人網絡，需要照顧者可以從中獲得更多支持。
形成互助網絡	一般而言，社區聯絡可以使社區照顧獲得較為穩定的物質資源，其與個人網絡強調社區居民為需要照顧者提供支援不同，互助網絡強調需要照顧者的互助。互助網絡有助於需要照顧者獨立生活能力的提高，促成其過正常人的生活。
培養參與意識	為有針對性地幫助需要照顧者，必須瞭解其實際困難和需求。因此，社區照顧應當有意識地培養需要照顧者的參與意識，鼓勵其表達自己的需要並對社區照顧提出自己的意見和建議。關懷社區的建立需要全體居民的參與，尤其是加強需要照顧者與親友、鄰居和社區服務機構的聯繫。

建立夥伴關係	社區照顧的目的在於保證需要照顧人士在社區過正常人的生活。因此，首先應當使包括需要照顧者在內的全體社區居民意識到：需要照顧者是正常人。社會工作者可以根據社區居民的實際情況展開社區教育，常用的方法包括：展開社區照顧宣傳、舉辦社區照顧講座、與同需要照顧者密切接觸的人士進行座談等。社區照顧本身也是社區教育，社區教育往往寓於其他社區照顧技巧之中。社區照顧涵蓋正規和非正規照顧，因此，在建立關懷社區過程中，政府與社區之間應當相互配合，形成夥伴關係。
緊急支援網絡	建立緊急支援網絡的目的在於幫助個人或者家庭預防突發事件。理想的支援服務，應配合警方、社區中心、居民組織、地方社團等經常活動，建立熱線或者緊急支援服務系統，力求為居民提供即時的幫助和支援服務。
透過社會立法	隨著社區照顧的發展，一些比較成熟的經驗和做法，應當透過社會立法予以確認。借助社會立法，可以鞏固社區照顧的成果，推動社區照顧不斷發展。因此，社會工作者應當在適當的時機利用相關社會資源提出立法建議。

（資料來源：作者整理）

　　在發展個人網絡時，應當注重二類型網絡的建立：一是自願連結網絡，即在需要照顧者和可以提供一定照顧人士之間建立一對一的相對固定的服務關係。透過服務對象和服務主體的配對，服務對象能夠實現社會資源的優化配置。二是鄰里援助網絡，即強化需要照顧者和其鄰里的援助關係。透過鄰里互動形成一個有效的鄰里援助網絡系統，幫助社區中孤立無援的需要照顧者。社會應當有意識把社區中大大小小的鄰里援助網絡聯繫在一起，形成一個規模更大、支持力度更強的社會支持網絡。借鑑一九七四年加拿大衛生福利部長 Lalonde 以非傳統醫學的觀點，將國民致病及死亡的因素歸納，根據這四個主要影響健康的因素，提出五個改善健康的策略，很明顯的是以預防為導向的論點，報告中尚陳述「直到目前為止，社會上對於改善健康的大部分措施和經費，都集中在醫療組織上。但目前在加拿大主要的致病和死亡的原因，卻來自其他。」

表 10-10　改善健康的策略

疾病致死原因	健康促進要項
1.行為因素及不健康的生活型態 2.生物性因素 3.環境的危害 4.現有醫療體系不健全	1.健康促進策略（a Health Promotion Strategy） 2.一般策略（a General Strategy ） 3.研究策略（a Research Strategy） 4.健康照顧的有效策略（a Health Care Efficiency Strategy） 5.目標設定策略（a Goal-Setting Strategy）
主要成因	
生物性因素 環境性因素 生活性因素	

（資料來源：作者整理）

　　人口老化是全球已開發或開發中國家皆會面臨的問題，對健康及醫療照護、經濟、教育、社會發展及福利等等，都會產生全面性的影響。政府參酌各國健康促進計畫之經驗後，實施我國推動社區健康促進方案如下：

表 10-11　我國推動社區健康促進的方案

時間	方案	內涵
二〇〇九	制定「老人健康促進計畫」	1.促進老人健康體能；2.加強老人跌倒防治；3.促進老人健康飲食；4.加強老人口腔保健；5.加強老人菸害防制；6.加強老人心理健康；7.加強老人社會參與；以及 8.加強老人預防保健及篩檢服務。
二〇一一	推動「老人健康促進計畫」	結合健康城市、安全社區、社區健康營造、內政部社區照顧關懷據點等，依社區老人特質與需求，共同推動老人健康促進，包括健康飲食、運動、跌倒、老人用藥安全、慢性病預防、健康篩檢與血壓量測等。
二〇一二	建置「健康數字一二三」	推行健康促進近年來發展迅速且積極，在許多不同的面向都有配合措施，國民健康指標互動查詢網站開放健康指標供各界查詢，結合互動網站加速健康促進的推廣。

（資料來源：作者整理）

　　政府給予社區必要的財政及政策支持，社區利用自身優勢調動非正規資源分擔政府的社會責任，透過政府與社區的合作為需要照顧者提供良好的服務。參與社區照顧的各類人士包括專門工作人員都需要一定的社區照顧培訓。非專業人士的培訓主要是為了掌握一定的社區照顧和知識技巧，專門工作人員的培訓則主要是為了掌握社區照顧的最新發展動態和新的服務技巧，需要照顧者的培訓是為了加強對自身的瞭解進而積極配合社區照顧工作。只有形成互助互愛的社區關係，形成以人為本的社區文化，才能有效調動非正規資源為需要照顧者提供服務。

結語

　　老化（aging）是一種挑戰，大量銀髮族湧現，如何去照顧這麼多老人，不論是個人或社會，都面臨全新挑戰。聯合國及世界衛生組織早在二十世紀八〇年代就提出「活力老化（active aging）」新主張，意思是老了之後，要有活力地自然老化。除了聯合國的活力老化新主張之外，「aging in place（在地老化）」這個新的概念，已經成為世界最先進國家面對老化的新趨勢。在地老化是指用在地的資源照顧老人，讓老人在自己熟悉的地方自然老化，不要因為老了就必須被迫搬離家園。

　　二十世紀五〇年代初期，西方社會開始關注孤兒院、老人院、精神病院等機構照顧的非人性化後果，反機構化運動倡議在社區內而不是在院舍內為服務對象提供舒適的服務。機構照顧在一定程度上彌補了家庭結構因工業化而遭到削弱的消極後果。隨著時間的推移，人們認識到院舍照顧存在諸多不足，甚是影響居住其中接受照顧的弱勢族群的身心健康。生活於機構中的弱勢族群，通常被院舍的工作人員甚至社會上的其他人有意無意地視為「弱者」，認為其需要幫助，卻很少關注其自主選擇的權利。接受長期機構照顧的人喪失了自立能力，變得過分順從，過分依賴工作人員的指

導和建議，甚至是日常生活小事也如此。長期的院舍生活使其或多或少喪失了「自我」，放棄了選擇自由生活的權利。相對於機構化而言，正常化肯定了需要照顧人士的個人權利，按照一定的社會文化和社會價值，過盡可能正常的生活。機構化和官僚化的存在導致生活在院舍中的需要照顧人士被迫過著「非正常化」的生活，過度的保護反而剝奪其選擇自由生活的權利。福利社區化的發展本質具有社區組織的脈絡，社區本身的滋養與民眾的自覺為重要的因素，屬於政府、學者、社會福利機構、基層行政人員之間的流動，在社區充權、自助、夥伴關係，共同結合開展。正常化概念對社區健康促進的專家和工作人員產生了深遠的影響，從而推動了社區健康促進的產生和發展。要獲得正常化的環境，就是讓需要照顧者回歸社區，借助社區健康促進，以提升高齡者的生活品質。

第十一章　建立社區健康促進學院

前言

　　二十一世紀初，健康與福祉已被聯合國認定為有關老人的兩大議題。為積極迎向高齡社會，聯合國一九九一年通過「聯合國老人綱領」，提出獨立、參與、照顧、自我實現、尊嚴等五要點，以宣示老人基本權益保障之共同目標。

　　隨著臺灣經濟的發展、疾病型態的改變，國民對健康需求的層次也不斷提高，健康促進已成為全民健康的主要策略。政府於一九九九年推動社區健康營造計畫，分別成立社區健康營造中心、部落社區健康營造中心，達每一鄉鎮一個健康營造中心的目標，促成社區成員瞭解社區所擁有和所需之基礎資源，因應不同的供給或限制，利用資源並提供現在和未來的社區成員居住在一個健康和有生產力的生活環境中，落實社區的存在與生態系統並存且能相輔相成。

壹、社區健康學院推展實踐

　　對應於我們所處的知識社會時，回溯在一九六○年代，終身教育才開始被制度化，聯合國教科文組織的第三屆國際成人教育會議首度倡議「終身學習」一詞，聯合國在「未來學習」報告書中指出「學習應為社會全體共用，是個體終身所需的歷程」，改變了全球對終身教育和終身學習的重

視。社區學院強調：學校是社群（community）所創造和建立的機構，促進社會的進步和發展，有賴於學者對社群的參與和支持。杜威（Dewey）也曾指出，學校與教育工作者的道德和責任源繫於社群，脫離社群的學習和生活，是無目標和無意義的教育。教育部在其後所訂頒「邁向二十一世紀的教育願景白皮書」強調：建立「學習社會」為新世紀教育的展望，著眼於重視「全人教育、終身學習與學習型社會」的推動。由於，社區是居民生活的重要空間，也是人們成長中的重要領地。因此，社區教育的意義和落實不容忽視。社區學院強調將教育內涵與社區生活相結合的教育型態，將教育融入到社區，增長豐富多彩、健康和諧的社區生活之中，其中蘊含著終身教育的理念、原則以及方法。

由於臺灣在面臨少子化趨勢下，高等教育招不到學生的問題，未來勢將更為嚴重。據最新人口推估，未來十年、二十年，大學入學人數，將分別較目前減少百分之十、百分之三十八；甚至到二〇五六年時，大學新鮮人將只剩不到十三萬人！少子化現象對高等教育的衝擊很大，未來陸續會有一些大學面臨經營困境，推估可能有三分之一，將近六十所學校因為招不到學生而退場。教育部除了研擬大學退場機制的消極性措施外，宜採取積極作為，依據《私立學校法》，增列私立學校改其他教育、文化或社會福利事業，善用學校資源及朝向社區教育推動，將有助於社會品質提升、人民素養增進，並使教育持衡發展等多元功能。以「創新蛻變，多元精進」為辦學理念，實可藉此環境的機遇，積極將教育理念及教育作為朝向社區教育的方向推動，將教育內涵擴充至社區，藉由永續社區達成社會發展，永續社區是瞭解社區所擁有和所需之基礎資源，因應不同的供給或限制，在某種程度上利用它自然的、人文的、財政上的、以及科技上的資源，提供現在和未來的社區成員居住在一個健康和有生產力的生活環境中，並且促進社區在經濟、環境及社會之間的最佳途徑連結，保留並促進一個地方經濟、環境、社會特質，強調社區的存在與生態系統並存且能相輔相成。社區健康學院將教育對象推向全民，善用教育資源成為教育大國，促成教育為啟迪社區民眾的生活品質，依據一般系統理論（general system theory），

將社區視為一個有機體，整體探討社區建構的目的、穩定社區系統的方法、動態的成長及整體與外部的聯繫，從經濟、環境、社會三方面來達成永續社區，帶動社會的全面提升。

　　社區教育（community education）是一個很有特色風格而又具時代意義的革新教育意念。早在六十年代美國已經十分盛行，而且一直得到聯邦和各州政府及教育界的大力倡導與支持。社區學院於教育和社群的關係特別著重，通常是設在社區中與該區有密切關係的專科學校。近年來，由於老年人口數量年年提升，許多相關議題也逐漸浮現。例如：關於銀髮族的教育以及許多關於終身學習概念的提倡，「活到老，學到老」的口號，不絕於耳。而社會教育提供平等的教育機會，開拓一個新的天地讓民眾提升其知識水準，有利於社會風氣的改善與進步，同時又能兼顧社區鄰里情誼。因此許多國中小校園，藉其場地、師資成立終身學習課程。而在許多人士的推動下，社區學院這樣的的概念逐步形成。這類的教育機構更是成了社區的中心，以及連結社區與學校之間的橋梁！社區方面開始倡導「社區總體營造」，陸陸續續許多社區營造運動在各社區人士的積極參與下，正在蓬勃運作。「社區學院」的理念，認為現行的社區生活充滿待提升的生活習性，若能藉由高品質文化學習活動的推動，將能提升全民生活素質；並且以「造人——參與學習的提升」的行動策略來落實社區發展目標。同樣地，在社區營造的過程中，所強調的「造景——生活環境的改善」、「造產——經濟生活的增進」，也唯有「造人」才是整個社區營造的重要核心。社區學院促成健康社區，健康社區不單是整個社區的健康狀況，也包含由個人、政府機構或民間組織所致力推行的各種措施和活動，而這些行動最終目標是為了促進、保護及維持該社區民眾的身體、心理及社會三方面的完全健康。

　　隨著市場經濟的發展，傳統的升學教育、應試教育已不能完全適應社會與經濟發展，全面的素質教育與終身教育被提到了重要的社會發展關鍵。在提高專業素質和效率的意義下，學校教育結構必然由過去的單一封閉轉為多元開放；課程內容將由以往的陳舊空疏轉為新穎實用；以往國家單一的辦學將轉變為政府辦學為主、社會各界共同參與辦學。社區學院以

促進社區居民終身教育，提供人文素養與社會關懷的專業知能，充實生活內涵，培育社區發展人才，從事社區服務，提升社區生活水準為本旨；為此，社區學院設學程應具多元化、實用化以及生活化特色，以因應終身發展以及社會發展需求。是以，社區學院的教育不單是營造一個民眾期待舒適的社區環境，同時是讓民眾在社區教育過程中，得到啟發與重視，並且透過參與的過程，發展公民意識與社區認同，從而開展生存意義與生命觀感，進而與社區生存及發展行動相互符應。

美國教育家克爾（Joseph K. Hart）於二十世紀六〇年代即倡議以學校和社區為基礎的社會本位教育理念，認為教育學習和人性的陶冶不僅是個人活動，它還應注重實際和整體社區的成長和生活體驗。臺灣已邁入了人口老化的高齡化社會。生活周遭的年長者越來越多，作為一個學習者，長者對於知識的渴求也不比青壯年少；而作為一個教育者，如何將他們所學的技藝知識以及經驗傳承給下一代，也同樣是需要關切的。而「社區學院」在地化的人力、學習資源取用，達到終身學習與教育的目標，更是滿足了高齡化社會的需求。健康社區可以透過社區學院的終身學習組織，持續發現危害社區健康的因素，提出解決方法，並且落實執行；對外結合公私及專家資源，對內溝通協調整合，以減少環境危害，營造健康安全的公共空間，形塑健康生活，照顧弱勢，建立自尊與認同，來滿足居民的健康需求。

貳、健康社區體現活躍老化

健康社區是在多層次中不斷進行的過程，將個人與社區視為一生活整體，使所有的系統均以健康為主要的價值觀，使社區朝向健康的方向永續經營。為因應我國社會型態及家庭結構急劇轉變，所衍生多元複雜之老人照顧需求，政府陸續推動「加強老人安養服務方案」；開辦國民年金制度、推動長期照顧服務，並著手規劃長期照護保險，以保險方式協助減輕家庭

照顧負擔，以加強保障老年經濟安全及因應老化照顧需求。隨著生活品質提升及價值觀念改變，老人對精神生活與休閒活動日益重視，更突顯政府應加強規劃老人休閒活動、促進老人社會參與並建構完整健康與社會照顧體系的必要性。為促進長者的活躍老化及健康老化，醫療體系與社福體系的結合，全面布建活化長者身心社會功能的社區健康促進網絡，以影響老人健康、預防失能最重要的服務項目：運動與健康體能、跌倒防治、健康飲食、口腔保健、菸害防治、心理健康、社會參與、疾病篩檢為重點，透過社區醫療機構，結合社區照顧關懷據點等資源，在社區全面推動。

健康城市是指居民具有一定的共識，想去改善與健康有關的環境，而非單指居民的健康達到某一特定水準。一九八六年，Hancock 及 Duhlru 將「健康社區」定義為：「持續地創造並增進社區之物理及社會環境，強化其社區資源，使人們能夠相互支持，實行其所有的生活功能，並達到最大的潛能。」健康社區是一種計畫或策略，目的在促進並維護社區居民的健康，同時凝聚居民的健康意識、創造健康的生活環境，進而將此健康概念落實並扎根於社區文化之中，使社區朝向健康的方向永續發展。

檢視當前國際發展趨勢，可歸納出活躍老化、友善老人、世代融合是發展積極性老人福利政策之核心理念。我國目前面臨三大處境，一是我國人口未來老化速度遠高於歐美先進國家，二是家庭結構以小家庭為主並多為雙薪家庭，三是家庭所能提供的照顧功能愈趨式微；有關失能老人之照顧，提供社區健康促進，減輕家庭照顧負擔。社區高齡健康促進，包含高齡健康活動、社會參與和安全維護面向；其中健康促進為透過多元角度介入，促進人們具備積極、有效的能力以維護及自主管理健康；社會參與則有提供教育及學習機會、鼓勵個人依能力、偏好及需求，投入經濟發展相關的活動或志願服務工作，以及透過各項服務鼓勵民眾充分參與社區及家庭生活等教育學習、社區生活參與、開發人力資源等；安全維護則包含老人保護、經濟安全等。積極維護老人尊嚴與自主，形塑友善老人的生活環境，強化老人身體、心理、社會參與的整體照顧，使老人得以享有活力、

尊嚴與獨立自主之老年生活，實現「公益社會，永續福利」之社會福利政策願景。

《渥太華憲章》中提到健康促進要將重心放在社區，以達到態度及行為的改變，因此先進國家在二十世紀即提出健康促進的政策，強調預防保健服務、民眾主動參與健康計畫，更重要是創造支持性的健康環境，以促使民眾落實健康生活型態。目前已有許多國家推動支持性健康環境的相關方案，如美國疾病管制局推動學童走路通學方案，主要目的是增加學童規律運動的重要性，及學習安全步行的技巧，並創造出更多的社區步行空間。世界衛生組織（WHO）在二○○二年提倡「活躍老化」，其定義為：「為提升年老後之生活品質，盡最大可能以增進健康、參與和安全的過程。」高齡化社會所引發新的需求與問題，向為社會關注的焦點，因此亟待及早規劃及提出因應對策，經檢視未來老年人口特色及需求，特別將弱勢及農村老人社區照顧、失智症照護服務、閒置空間活化運用及強化家庭固有倫理及功能等，提出相關福利措施。社區友善老人作為則包含建構良好環境，如有利老人之交通運輸及居家住宅等無障礙環境，以及面對老化的正確態度，正向形塑老年圖像等；最後，更應藉由教育宣導或世代交流等傳承，進而營造無年齡歧視、對老人親善之世代融合社區。

健康社區是一種計畫或策略，目的在促進並維護社區居民的健康，同時凝聚居民的健康意識、創造健康的生活環境，進而將此健康概念落實並扎根於社區文化之中，使社區朝向健康的方向永續發展。借鑑 Ashton（1992）在《健康社區》（*Healthy Community*）所言，健康社區的發展與內涵，可分為三個階段：

表 11-1　社區健康學院的拓展主要內容

階段	內涵
強調衛生作為	傳染病蔓延加上社區缺乏良好的環境、飲水及食品衛生，民眾的健康狀態極差，因此社區健康促進作為以落實衛生觀念（sanitary idea）和作為為主。
強調治療作為	隨著傳染病已受控制，但疾病仍然困擾著多數民眾，預期壽命延長但健康並未隨著增長，故此期間的作為以重視治療為主。

強調健康 作為	在一九八六年時，WHO 開始展開一連串「健康城市計畫（Healthy City Project）」運動，希望藉由此運動的推行，改善社區的問題；並藉由居民參與和公私部門協力合作共同推動此計畫，使社區居民能過著健康的生活，此時期的社區以改善社區環境及健康促進為首。

（資料來源：作者整理）

　　WHO 提出健康促進的理念，為使民眾增進其控制及促進健康的能力的過程，強調應重視社區環境的改善、培育民眾的能力與權力（empowerment）、激勵社區的參與及有效的投入，以維護及促進社區的健康。健康社區是一種生活方式，目的在促進並維護社區居民的健康，同時凝聚居民的健康意識、創造健康的生活環境，進而將此健康概念落實並扎根於社區生活之中，使社區朝向健康的方向永續發展。藉由社區自發性或組織性的運作過程而凝聚共識，及建構衛生保健施政之多元化基礎網絡，激發民眾產生自主、自發之參與動力，以由下而上的方式，對於自身所處的社區環境與健康問題能夠進行分析並願意共同參與，共同建立健康生活的支持環境，實踐健康的行為；透過民眾自身社區參與之體驗，強化社區健康促進與自我管理能力，共同營造健康的社區。

　　「經濟影響今天社會的生活，科技左右明天社會的實況，教育決定未來社會的發展。」二十一世紀是知識經濟及終身學習的新時代，一九九八年聯合國教科文組織（UNESCO）呼籲各國政府要把高等教育延伸為「終身學習」。今日社會必須因應這項時代需求與趨勢，尤其面對高齡化社會的來臨，社區學院的推動格外重要。參酌世界各先進社會於應對知識經濟社會時，社區學院的教育理念厥為主要的發展途徑，將教育對象推向全民，善用教育資源成為教育大國，以帶動社會的全面提升。

　　健康社區不單是整個社區的健康狀況，也包含由個人、政府機構或民間組織所致力推行的各種措施和活動，而這些行動最終目標是為了促進、保護及維持該社區民眾的身體、心理及社會三方面的完全健康。以今日社會觀察，能力足於寰宇，厥為「發揮軟實力」及「善用巧實力」。綜觀臺灣的發展歷程，並非依憑物質資源及財貨資源，實賴人力資源。然而創造人

力資本尚需教育啟蒙，尤其是全民的素養，社區學院的推行所倡議的是社區居民在學習的作為中，發展出社區學習文化，社區學習文化建立後，社區居民能夠充分發展，整個社區能永續發展。強調今日的社區教育是，建立在社區成人的學習需求與動機，個人及社區意識的覺醒，以及社區的發展，能保存、運用並創新的知識、精神、文化、歷史、地理的發展，進而使社會開創美好的未來，所形塑的一種持衡的學習文化，並隨社會的發展，融注於庶民生活之中，發揮敦厚尚禮的文化之邦，以達成知識社會的典範。

參、建立社區健康促進學院

一九八四年世界衛生組織（WHO）提出健康促進的理念及原則，強調「健康的社區」（Healthy Communities）乃是以社區發展（Community Development）的方式，來完成健康促進之行動。社區健康促進學院強調貼近社區居民生活、在地人提供在地服務、創造在地就業機會、促進地方經濟發展。並強化民眾主動參與公共事務的意識，建立由下而上提案機制，厚植族群互信基礎，擴大草根參與層面，營造一個永續成長、成果共用、責任分擔的社會環境，讓社區健康發展。一個有助於民眾擁有健康生活的社區，應該強調地域性及個人與家庭的參與，並依地方不同的需要，提供社區民眾可利用性、可接近性、可接受性的健康生活模式，其內容則以提供社區中民眾實踐健康生活方式所需之資訊與技巧為主，並應能持續促進支持性的環境，以利健康行為之實踐。亦即藉由民眾參與的過程，使專業者與一般民眾共同來檢視影響社區健康的因素、定義社區的健康議題，並配合社區發展適用於當地社區之行動，一起來解決社區健康的問題。自一九八四年在多倫多市開始試行第一個 WHO 所推廣之「健康社區」開始，至今已有超過一千多個健康城市遍布於歐洲、加拿大、澳洲、亞洲的日本等地。

　　健康是人類的基本權利，「健康促進」可有效改善影響健康的決定因素，為人類創造最大的健康效益。健康促進以「全民健康」、「健康均等」、「健康生活化，生活健康化」為目的，是使民眾享有高品質的醫療保健水準，邁向世界衛生組織「健康社區」的標竿。健康不再只是身體沒有疾病，更是個人擁有完整的社會功能及完成生命週期中的任務。民眾健康的維護，不能再囿限於治療層面，而社區、家庭、學校、職場，是影響個人價值觀念、生活型態非常重要的集合體，其潛移默化的影響力不容忽視。推展健康促進於社區中，宜針對不同族群推動各類健康促進方案，包括社區中老年疾病預防、常見疾病預防及健康促進方案。將健康的觀念植入人心，促使民眾擁有健康的生活型態。美國公共衛生協會（the America Public Health Association）曾提出：「社區基層醫療是二十一世紀醫療照護主流」的主張。社區導向基層醫療保健（community oriented primary care）已是全球醫療保健發展的方向，以社區病人為中心，提供全人完整醫療照護。影響國人發生疾病的不良生活型態，主要有：飲食不均衡、缺乏運動、吸菸、嚼檳榔、未定期接受健康檢查等。要有效克服不健康行為，以預防上述疾病，有賴於教導民眾於日常生活中培養健康的生活型態。而社區辦理之各種衛生教育宣導活動，僅止於傳達各種保健知識，對於民眾生活型態的改變，尚難有效達成，所以希望透過社區志工組織的力量，引起社區民眾對健康的重視，進而培養良好的健康行為。有效引導社區民眾產生自主、自助之力量，推動社區營造，成為未來提升社區健康的工作重點，維護民眾的健康不再僅止於提供健康的資訊，更應將健康的資訊融入日常生活中；所以社區民眾的主動參與，及結合社區中不同專業的力量，經由培力（empower）民眾由社區中發現問題、制定及推行解決方案，進而於日常生活中將健康視為基本的生活態度。

　　美國社區學院面對的是社區各界多元式的教育需求，普遍具備職業技術教育、補償教育、非學歷教育、大學轉銜教育和普通教育五大職能。其包含以下六點內容：

表 11-2　社區學院主要內容

項目	內涵
方式	利用現有學校的師資及設施。
參與	參加者包括所有年齡、階層、族群。
目的	有助於滿足參與者的需要和成長。
規劃	發展多種計畫以適應民眾需要。
協調	充分結合社區內的各種機構和部門相互協作。
資源	多方面資金來源，包括公共的和私人的。

（資料來源：作者整理）

　　「社區學院」將教育和社區結合在一起，把教育和社會資源結合在一起。是一種社區學習的典範。社區健康學院是落實終身教育，推動健康生活社區化，增進國民運動健身觀念，並激發民眾對健康的關心與認知，自發性參與或結合衛生醫療專業性團體，藉由社區互助方式，共同營造健康社區。以對應社會發展的重要機能，而該內涵為：

表 11-3　社區學院的機能

項目	內涵
全民教育觀念的推展	在一定區域範圍內實現「教育社會化」與「社會教育化」的目標。把教育納入社會大系統，使教育與社會融合，教育功能經由學校與社區共同推動。
以社區內成員為對象	社區教育著眼於提高社區內全體成員的全面素質提升，著眼於教育資源的開發與充分利用，尤其要建立終身教育體制，為個人達成終身教育提供學習條件。
與社區相結合的教育	發展社區教育的目的是使教育更好地為建設和發展社區而服務，為提高社區成員的生活素質而服務。
各種教育因素的集合	教育與社區雙向啟動，相互促進，社區教育促進社區發展，社區發展推動社區教育，實現教育與社區的結合，教育與社會的一體化。
立足於發展社區特色	要根據地區的特點，帶有自身特定的人文、地理和社會的特點，展開多形式、多層次、多元性的社區教育。

（資料來源：作者整理）

　　社區學院的實施，正如同一九七二年，謝東閔先生於擔任臺灣省主席將「媽媽教室」納入臺灣省的社區發展計畫中，在臺灣省各地全面推動，為國家從事基層社區工作，奠定其後「小康社會」的到來。其內涵在經濟方面以加強家庭生計為主軸，政治上則是促使社會「脫貧」與「扶弱」，社會上是達成縮小貧富差距建立均富社會，而文化上則宏楊以家庭為本的傳統倫理。經由社區將社會價值傳遞至家庭，並在新的社區中作為發展出新人際關係及尋找新資源的觸媒。社會福利學者蔡漢賢教授指出：「『媽媽教室』在變遷社會中的確有推廣的必要，因為它以社區為單元，以家庭為核心，達到：如改善社會風氣、推動社會革新、倡議志願服務、裨益社區發展、充實基層建設、提倡禮貌運動等，皆有具體成果。為國家從事基層社會福利工作服務，發揮著以家庭為本位的社區建設作為。」媽媽教室的成效，如：一、促進社區精神倫理建設具體化；二、擴大教育的領域，使學校教育、社會教育、家庭教育三者合為一體；三、啟發母性愛，減少問題青少年的發生；四、強化家庭主婦的責任，改善家政，使家庭能順應社會形態之演進，而更求進步；五、增加家庭收入、提高生活水準。不僅培養凝聚社區意識，開發利用社區人力資源，加強社區營造人才培育工作，另透過社區藝文活動之辦理，凝聚居民情感及共識，奠定社區發展之基礎。進行環境整理及綠美化工作，推動發展「環保社區」。同時，鼓勵社區建立終身學習體系。在知識經濟的時代，和諧的生活環境本身，就是社區競爭力重要的一環，故打造與世界接軌的動力，源自於社區，全球化與在地化其實是一體的兩面，沒有社區的滋養、創新與實踐在先，無法擴大、延伸、推展到全球。

肆、推展社區高齡健康學院

　　WHO 於一九七八年阿瑪阿塔宣言（Alma-Ata）中強調：健康是人類最基本的權利，健康不僅是沒有疾病而已，政府和人民共同負有健康責任。藉由落實基層保健醫療來促進民眾的健康，以達成全民健康（Health for All）的目標，強調運用民眾全力參與的策略來共同創造一個持續性健康的環境。健康社區與世界衛生組織所倡導的健康城市（health city）的概念是相通的，強調決策過程的重新建構，並將權力轉移至地方層次，主要目的在於減少健康不平等、保護環境、加強社區行動，以及將健康意識置於社區生活的作為中。有鑑於終身學習典範的來臨，高齡者勢將面對學習與生活融合、個人與社區攜手成長的共同願景。為高齡者打造一個合宜妥適的社區學習環境，已然成為各先進國家的重要工作項目。為了達到經由社區學院的實施，以增長社區民眾素養，可依據對象採取不同的類別：

表 11-4　社區學院的區分類別

項目	內涵
補償式教育	社區工作者服務的對象主要是一般大眾，社區教育課程和社區工作者所提供的教育機會，可彌補其沒有受過正規教育而造成的知識短缺的成員。
公民式教育	這種教育強調公眾行為的規範。這種教育的目的在於導正不守公德和秩序的行為，以建立公民應有的態度和表現。
啓發式教育	主要是把群眾從過去一些傳統思想的束縛中解脫出來，發揮其在知識、態度、行為和價值觀念上的潛能和積極性，採取集體行動去建構一個理想的社會。

（資料來源：作者整理）

　　「聯合國老人綱領」所揭示的獨立、參與、照顧、自我實現與尊嚴，為政府規劃推動老人服務措施的主軸精神，是以，為保障老人權益，除現

行維持身體健康、保障經濟安全、提供生活照顧相關措施外，亦須同步規劃更具前瞻性與發展性的老人福利服務，方能真正回應所有長者需求，積極維護老人尊嚴與自主，營造高齡友善的社會，使老人可以活得健康、有活力、有尊嚴。藉由大學豐厚的資源導入到社區教育，可以辦理的項目包括：

表 11-5　大專院校參與社區學院的項目

項目	內涵
生活教育	陶養具備「學會認知」、「學會做事」、「學會相處」和「學會成長」的態度和作為。
公民教育	其目標是為公民有效地參與社會的政治、經濟、文化的運作提供準備，更為生活在日趨多元化的社會做準備，其目的是啓動群眾的覺悟，提升其自立、自決的能力，以積極主動的姿態參與社會。
終身教育	以社區為單位，以社區的發展為目標，以社區成年人為教育對象，針對社區發展的特定需要而展開的教育活動。社區成人教育面向大眾，體現教育平等和民主觀念，體現教育終身化和社會化的精神。
生命教育	建立具有「人文素養，社會關懷」，及「尊重生命，包容群體」的特質，以建構現代社會的需求。
生涯教育	隨著知識技能的變遷及產業型態的變化，人們無法依從原來的專業智能，以適應社會需求。為謀個人因應產業的發揮，以提高專業學能，對應職場的需要，延續並強化，拓展個人生涯及志業的培訓。

（資料來源：作者整理）

綜上，社區學院參酌中西先進及歷史經驗，該教育的內涵為：「以民生為重心」、「以家政為核心」、「以社區為領域」、「以生活為內涵」等特質，體現教育學者杜威（J. Dewey）所倡導「教育即生活，生活即教育」的理念。對於推展高齡社區健康促進，宜做到：

第一、結合社區資源、服務社區民眾，落實社區保健與社區營造精神，為社區居民的健康把關，落實健康社區計畫。

第二、提升社區民眾對增進健康的認識與熟悉，以公共衛生及醫療專業回饋社區，推動預防保健概念，以達「健康生活化，生活健康化」的目標。

第三、增進社區內民眾之預防醫學醫療保健知能，以期達到疾病的預防及良好控制，提升民眾自我健康照顧能力及生活品質，降低醫療支出。

人是社區的核心，健康是人的基本權利，健康不再只是身體沒有疾病，更是個人擁有完整的社會功能及完成生命週期中的任務；擁有健康不再只是靠個人的努力而已，更需有支持性環境，以促使民眾擁有健康的生活型態。社區健康營造是期望結合不同專業力量，激發民眾主動參與，提供民眾參與地方事務決策之機制，尊重文化的多元性，將健康導入日常生活中，建立社區居民自決健康照護需求優先順序，並由居民共同建立健康生活支持環境，透過居民互相支持，實踐健康的生活，共同營造健康的社區。透過社區民眾的主動參與，結合社區中不同專業的力量，推動創新的活動與健康的公共政策，來共同營造健康的社區，亦是呼應 WHO 推動「健康城市計畫」的新世界趨勢。

聯合國在一九七四年發表對老年服務應採取的行動是：應以「老年」代替「年老」、對老年人口增加引起的社會衝突應加以注意、全面提升老年人生活品質、健康與營養的促進、改善、加強社會福利服務、滿足老年人教育需求、優質住宅環境、退休後的再就業、加強國際支援協調工作等。一九八二年制定「國際老化行動計畫」（International Plan of Action Aging），作為老人人權的重要內涵。社區健康學院的目標為經由社區參與，建立生命共同體之意識，瞭解自發性的健康需求，一起解決社區健康上的問題，方可達到健康社區的落實。社區高齡健康學院是高齡化社會的最佳圖像，既具社區營造特色，又能兼具「養生」、「照護」功能，對高齡者健康促進、生活滿意，進而達到成功老化，活躍生命，亦為貼近社區、融入社區、深根社區、服務社區等工作要項，提供良佳作為。

結語

　　臺灣地區由於公共衛生與醫藥的進步，人口的平均壽命逐漸延長，加上人口出生率逐年下降，使得老年人口的比例逐漸上升，而近年來出生率下降的速度更是超乎原先政府的預估，因此更加速高齡化社會的來臨。健康社區理念源自於「健康城市」，主要是運用健康促進理念和原則，強調以社區的模式發展建構健康促進的行為，經由擬出符合當地社區所需的健康議題，達到健康社區的狀態。

　　健康的積極定義，不僅是減少疾病與失能的發生，更希望維持良好之身體與心智功能，進一步促進社會、心理層面的發展。未來社會，預期高齡人口將持續增加，高齡現象已是一種銳不可擋的趨勢。而高齡學習是高齡化社會整體現象之一，透過高齡學習活動，有助於高齡者的健康，增進生活滿意度，以及維護獨立尊嚴的生活。基此，社區健康營造最重要的做法，是引導各社區扮演高齡健康營造的協力作為，除了提供身心功能障礙者，或缺乏自我照顧能力之失能老人長期照護和醫療服務外，對於絕大多數老人的預防保健與健康促進，更應積極擬定各項預防策略，並進一步建構友善老人之生活環境，並鼓勵各社區間相互激發行動力量，營造無歧視且悅齡親老的社會觀念，方能積極維護高齡者健康活力及尊嚴，延緩身心功能的退化，讓老人享有健康活躍的老年生活。

第十二章　社區高齡健康促進願景

前言

　　「人口高齡化」問題是先進國家所共同面對的議題，而已進入「已開發國家」的臺灣自不外於此一現象，且由於臺灣特殊的人口結構演進，我們所面對的人口老化問題相較世界各國更顯嚴峻。良好健康是「以人為本的發展」中，不可或缺的一環，是個人、家庭與社區發展的根基。依據內政部人口統計資料顯示，至二○二六年時，我國老人人口將占總人口數之百分之二十以上，人口老化速度高於歐美國家。可見臺灣即將邁入一個人口結構老化社會，伴隨老人人口與日俱增而來的高齡化相關需求之滿足、老人經濟生活安全保障，勢將成為社會發展的重要課題。

　　「醫療」的本身向來便以「治療模式」所驅動，我們對醫療照護的基本期待是希望醫療的介入可以造成病患狀況的改善或根治，然而，針對老年人所具有的慢性疾病而言，病情的逐漸惡化常是一個不可避免的必然。雖然完善的照護可以延緩病情惡化，但是患者的狀況隨著時間每況愈下卻是很難避免的。是以，健康促進影響所及不僅是個人、家庭的生活品質，亦關乎到國家的醫療資源，意義深長。

壹、社區高齡促進的重要

一九八六年世界衛生組織（WHO）提出渥太華健康促進行動綱領：建立健康的公共政策、創造支持性的環境、強化社區行動、發展個人技巧、及再造健康服務體系為基礎，透過結合不同專業力量，激發民眾主動參與，提供民眾參與地方事務決策之機制，尊重文化的多元性，將健康導入日常生活中，建立社區居民自決健康照護需求優先順序機制，並由居民共同建立健康生活支持環境，透過居民互相支持，實踐健康的生活，共同營造健康的社區。

人口高齡化已是當今全球重大的趨勢與議題，歐、美、日先進國家已對推展社會福祉觀念的提升十分重視，對高齡化社會之生活設計與問題的解決更是不遺餘力。聯合國國際衛生組織（WHO）早於二〇〇二年即已對高齡社會來臨提出一個「樂活長青（Active Ageing）」的政策框架，強調：

表 12-1　「樂活長青（Active Ageing）」的政策簡表

項目	目標	內涵
健康 （Health）	身心健康環境的形成	施行預防檢測；建立無障礙空間、創造親老而安全的社會氛圍；降低造成疾病的危險因子，如：菸、酒、檳榔等；各類照顧體系的建立及照顧者的專業訓練等。
參與 （Participation）	社會參與管道的建立	終身學習系統的建立；肯定並促成年長者參與正式或非正式的工作及義工活動；鼓勵年長者積極參與家庭活動；重塑高齡者的社會形象；支援高齡者互動組織的活動需求等。
安全 （Security）	社會、經濟及生命安全的確保	社會安全體系的建立；老年消費者的保護；老年虐待行為的預防；確保退休財務無虞等。

（資料來源：作者整理）

　　隨著時代的變遷，醫療衛生科技的進步，國人壽命延長，加上嬰兒潮世代逐步邁入高齡，少子化的來臨，各年齡層人口比例的變化，致國內人口高齡化。高齡化社會所衍生的各項問題遂而浮現，尤其高齡化人口對生活適應及社會整體的發展影響甚大，人力、物力、財力的投入及社會福祉工作的考量，自不能置於度外。由於未來我國高齡人口將持續增加，建構適合高齡者持續保持健康生活的多元化社會環境，將有助提升高齡者的生活品質。

　　社區教育從本質來說是一種教育與社區生活相結合的教育型態。人類社會最早的教育模式與教育型態實質上一是種社區教育。社區教育是繼學校教育成為社會發展的重要內涵：

表 12-2　教育的發展階段

項目	內涵
原始萌芽階段	其特點是教育和社會生產、生活結合在一起。社會的生產、生活過程就是教育的過程；其過程中所累積下來的知識、經驗、技能和社會風俗、生活禮儀、宗教信仰及道德規範等等，都是教育的內容；而父母、師長或其他年長者則是教師，教育的方式也是透過成年人的口授身傳，對兒童個別進行的，教育和整個社會生活渾然一體。
學校教育階段	其特點是學校教育逐漸占有社會主導地位。學校教育不僅出現專門從事教育活動的教師，教育內容到教育形式都逐漸系統化和規範化。這一階段教育有一個顯著的特點，學校教育越來越演化與社區脫離的發展方向，成為少數菁英、優勢群體的培育力量。其一方面強化了教育的形式化、組織化、制度化，確保了教育的計畫性和目的性；另一方面又造成了教育與社會、生產、生活的分離，導致了為教育而學習，教育與生活各自發展。
工業發展階段	現代意義上的社區教育，是伴隨著工業化生產及都市化生活的發展和進程而陸續出現和不斷發展的。最早可追溯到十八世紀末，當時工業革命的實現，使得教育的模式與體系比較完善，教育內容更為充實，更加結合社會發展的實際。社區教育最初在英國興起，一九七六年英國創立了「工藝學社」，最初目的僅是向社區內的工人免費傳授工藝和應用類科學知識，後來成立班級，取得了對工人基本教育的成功，進而達到「學習化社會」的階段：社區教育的普遍發展越來越受到重視。

（資料來源：作者整理）

　　社區學院的觀點及實施在知識經濟社會中逐漸萌芽，開始受到政府和民眾的重視和關注，步入起步階段。這一教育蛻變和發展的新成果、新事物符合社會發展的實際需要，對提高國民素質，改善教育的現狀和水準，實現人力資源開發的多元化也具有不可估量的影響。美國是世界上較早發展社區學院的國家，其成功的經驗也往往被世界其他國家所借鑑，二十世紀五〇至九〇年代，世界許多國家，如加拿大、澳大利亞和日本等都發展起了自己國家的社區學院或類似的教育機構。社區學院不僅為社區居民提供文化知識和技術教育，還是社區的文化藝術發展中心，為居民提供休閒、娛樂、保健、運動、諮詢等方面的服務。社區學院的功能不是單一的，而是多指向、多層面的，社區居民中，無論是不同群體的教育需求，還是同一群體的不同教育需求均可在這裡得到很大程度的滿足。當然，它的主要目標群體是成年人。臺灣推動社區教育發展進程上，有幾個歷史性的階段：

表 12-3　社區教育的發展歷程

階段	時間	內涵
萌芽期	一九六八	以聯合國推動的社區發展工作為核心，逐漸轉換到社會的基層建設。
倡議期	一九九四	「社區總體營造」政策，推動社區教育作為。
體現期	一九九八	教育部「邁向學習社會白皮書」，宣示推動的學習型社區為主體，對社區教育理念與內涵產生不同程度的影響。

（資料來源：作者整理）

　　社區發展原本是一教育過程，其意義是指對社會變遷企圖作有計畫、有目的的積極反應。社區學院之所以能夠發展起來，成為推動教育（特別是高等教育）社區化和社會經濟發展的不可或缺的重要力量，一個關鍵的因素就在於它能夠與時俱進，不僵化，隨時代、社會的發展及時調整其功能目標。就是說，在許多可行資源中考慮與採取最合理之行動；涵蓋所有受變遷影響的人在開放、民主的素養中作決定。「以人為中心、家庭為單位、社區為基礎」的健康增進，要涵蓋生命整個階段，方能建全周全性和連續性的健康促進體系。因此社區發展可被定義為一種促進社區及其成員互

動，並導致兩者同時進步的教導與教育過程（Heimstra, 1981）。在我國的社區發展體系中，對於社區教育的進行雖有社區與學校結合的規劃，但這樣的構想與其說是對學校資源有效的利用，更精確地來說，它所反映的是國家將社區教育類同於由國家所提供、鼓勵的國民素養的想法。

社區學院功能的獨特性主要是指它能很好地順應社會和個人發展的需求，恰當彌補其他種類教育的不足或空白，並藉此形成自己的特色，因而具有自己獨特的存在價值，這也應該說是社區學院得以發展的又一個關鍵所在。為了因應日益增加的獨居老人與銀髮夫妻，輔助生活社區的設立是發展的趨勢，也是配合政府推動「在地安老」的人口政策。社會參與過程正提供其生活調適成功的元素，此外，在社區發展工作的推動實務上，也可將老人視為參與社區發展的重要人力，並依老人參與社會的行為模式設計可行的活動或工作內容，以協助社區營造的推動，也可提高老人的自我效益性。超高齡老人需要經常得到家人及社會的關懷與幫助，政府完善的社區照護服務與福利政策將有助於老人高品質的度過其人生的最後階段。

貳、社區高齡健康的需求

人是社區的核心，健康是人的基本權利，健康不再只是身體沒有疾病，更是個人擁有完整的社會功能及完成生命週期中的任務。社區健康促進需要立足於當前社會、經濟發展和民眾的現實需要，關注國計民生的重大現實問題，並以此為切入點來形成社區學院的功能體系，使其不但能夠辦得起來，還要能夠生存得下去，能夠長遠發展。

對現代人而言，長壽不是遙不可及的理想。在一九五〇年時，六十歲以上的世界人口有兩億，而根據目前人口結構發展的趨勢，預估西元二〇二〇年時將增為十億，二〇二五年將更增為十二億。對人類而言，人口結構的老化是一種成就，也是另一種挑戰。聯合國為關懷高齡者的生活境況

與生命品質，於一九八二年維也納舉行的「高齡問題世界大會」制定了「國際老化行動計畫」（International Plan of Action Ageing），作為老人人權的重要內涵。一九九〇年時聯合國大會通過一項重要決議，將每年的十月一日定為「國際老人節」（International Day for the Elderly），充分顯示對老人的尊敬與重視。隨後在一九九一年頒布了「聯合國關懷老人原則」（United Nations Principles for Older Persons），接著在一九九二年所召開的第四十七屆聯合國大會更通過「關懷老人的十年行動策略」（llinois Department on Aging, 1999; Nolte, 1997），將一九九九年定為人類史上的第一個「國際老人年」（International Year of Older Persons, IYOP）。強調老人社會參與的重要性，具體目標有三：

表 12-4　老人社會參與的重要性

意義	內涵
提供老人教育與學習機會	透過生命歷程的健康教育提供，讓老人有健康促進的知識與理念，也教導老人如何照顧自己與他人，並透過教育與充權，使老人有效的選擇與使用健康和社區服務。
認知並且促進老人的社會貢獻	使老人能根據其個人需求、偏好與能力，積極的參與經濟發展活動、正式與非正式工作與志願服務活動。
鼓勵老人參與家庭與社區生活	在鄉村與都市地區提供可近的、可負擔的公共交通服務，使老人能充分的參與家庭生活與社區活動。

（資料來源：作者整理）

　　聯合國的「一九九九國際老人年」除了希望落實「國際老化行動計畫」及「聯合國關懷老人原則」中的精神與內涵外，更期望透過政治、教育、經濟、社會與文化的力量，促進國際社區對於高齡者的重視與關懷以及各世代間的和諧，進而為人類建立一個理想的社會。為此，老人社會參與活動的主要類型包括：休閒活動、志願服務與終身學習等。就近程來說，老人社會參與活動應考慮老人的體能限制，並增加老人對各項休閒活動與娛樂設施運用的可近性。在休閒活動硬體建設方面，老人福利政策應改善社區型公園與文化教育等無障礙設施。在休閒活動軟體方面，則應與民間團

體合作，針對特殊需求老人，例如低收入老人與身體衰弱老人等，提供必要的休閒活動方案。以達成社會參與具有四種主要功能：

表 12-5　老人社會參與的意義簡表

意義	內涵
滿足老人的適應需要	延續中年時期的社會活動與社會關係。
滿足老人的表現需要	讓老人參與自己喜歡的活動，表現自己的能力，也覺得生活有樂趣、生命有意義。
滿足老人貢獻的需要	將寶貴生活經驗貢獻社會，體會生命存在的價值。
滿足發揮影響的需要	讓老人的智慧與專長可發揮影響力量，並獲得他人的肯定與尊重。

（資料來源：作者整理）

　　自一九九六年起內政部歷次的「老人狀況調查」均發現民眾對於發展老人急慢性醫療服務與失能者的持續性照護需求至為殷切，也顯見老年民眾健康促進及醫療照護需求的重要性。由於我國人口老化的速度推估僅略慢於日本，高居全世界第二位，若未能迅速且有效的推動國家級的老人健康促進醫療照護服務規劃，恐怕不足以滿足民眾的需求。老年民眾的健康促進醫療照護在現代社會中至為重要，而老人健康促進的推動需要多重專業的密切合作方能永續推動。老年健康促進原則在於瞭解老人的感受與期望，老人的健康狀況不同於成年人，必須具有周全性社區健康促進的團隊做出周全的服務、強調生理功能的變化及生活功能的適應，制定明確的增進目標及推動以功能恢復為主體的復健，持續性追蹤管理老人健康狀況，避免多重藥物使用與藥物副作用，並注意到照顧者的需求，以延遲失能並提升生活品質。為了落實「在地老化」的精神，高齡者社區健康促進必須破除以醫院為主體（hospital-based）的醫療服務體系，將專業團隊服務延伸至社區中。其中的專業教育及服務團隊成員包括醫師、物理治療師、職能治療師、護理人員、營養師、社會工作師等等，同時加入社區中可用的資源，才能完整的落實「全人、全程、全家、全隊、全社區」的老人健康促進服務。

參、社區高齡健康的效益

　　擁有健康不再只是靠個人的努力而已，更需要有支援性環境，以促使民眾擁有健康的生活型態。社區高齡健康促進有賴社區結合志工共同參與積極推動，除須經過血壓、血糖量測等技能訓練，另外針對社區老人之生理、心理狀態提供相關知識，在瞭解健康資訊及長者需求的情況下，以為周全服務。爰此，活動前適時安排「老人關懷服務之志工培訓課程」，內容包括「社區老人的健康概況」、「老人與運動」、「瞭解長者的心理」、「老人保健」、「如何與老人溝通」、「如何帶動氣氛」等主題。經過知識層面的培訓，展現個人增能的成果，落實服務。由於我國人口結構也將逐步邁入高齡化，政府為因應高齡社會來臨，已陸續針對高齡者需求規劃推動各項因應政策及計畫或方案，所提策略則主要聚焦在「健康老化」層面，在現行政策基礎下再加入新的思維，以「建立健康、安全及友善的社會參與環境」的目標，主要內容如下：

表 12-6　老人福利需求簡表

項目	意義	內涵
健康面	持續維持高齡者身心健康，保有社會參與的活力。	1. 提倡健康生活概念，促進高齡者成功老化。 2. 結合少子化後閒置空間，建構高齡者「可近性」終身學習環境。 3. 建立高齡者「人力資源中心」，活絡人力再運用。 4. 建構高齡者休閒參與環境，透過參與維持其心理健康。
安全面	因應高齡者不同健康程度的需求，提供安全的家庭生活及社會參與環境。	1. 建構適合高齡者的智慧型永續居住環境。 2. 以通用設計原則，打造無障礙的行動空間。

	營造社會悅齡親老的觀念，形塑認同高齡者的社會參與空間。	1. 高齡化知識納入全民教育，營造悅齡親老社會。 2. 除去年齡歧視，消除世代間衝突。
友善面		

（資料來源：作者整理）

　　為因應人口老化趨勢導致高齡人口長期照顧及安養需求的成長，社區健康促進雖為非正式的照顧資源，經過相關訓練的志工，將可依據案主需求進行轉介，由非正式的照顧資源適當的連結至正式照顧資源，建立連續性之照顧體系；如志工經由定期與老人互動，或透過身心機能檢測，於第一時間發現長者之變化與需求，隨即可就近處理或聯繫家屬，遇有較複雜之個案可轉介至長期照顧管理中心、社會局等相關單位，減少家屬選擇使用不同類別照顧資源上之障礙。老人福利除了考慮老人福利需求外，也要注重其福利權利的維護。老人社會參與的方式是：考慮到使能（enablement）或充權（empowerment）的可能性。換言之，它是恢復機能並擴展老人在社會各層面的參與。積極老化的福利取向是：

表 12-7　積極老化的作為簡表

項目	內涵
取向	立基於肯定或承認老人的人權，並且遵循聯合國所強調的獨立、參與、尊嚴、照顧與自我實現的原則。
原則	從「需求取向」（needs-based）的策略規劃，積極朝向「權利導向」（rights-based）的方向發展。前者強調：老人是被動的標的，而後者則肯定：老人有權利與其他公民一樣，可平等的取得所有生活層面的機會與待遇。
導向	致力於老人的社會參與責任，並支持他們參與和其相關的政策過程與社區生活的其他各層面。
作為	1. 老人較少患有與慢性病有關的身心障礙。 2. 更多老人可享有積極的生活品質。 3. 更多老人積極參與社會、經濟、文化與政治層面的活動，也較可能參與有給、無給角色，以及家務、家庭與社區生活。 4. 降低與醫療處置和照顧服務相關的費用。 5. 需要鼓勵與平衡自我照顧的個人責任、創造善待老人的環境。

（資料來源：作者整理）

為因應社會結構變化，對家庭所造成的衝擊，在銀髮族的身心健康照顧方面，政府核定「二○○八國家發展重點計畫」，推動「就地老化」提供到府服務之居家式或可近性高的社區化服務，建立以社區為單位之照護機制，推展山地鄉、離島及鄉村地區衛生所辦理居家護理服務或喘息服務，發展社區化長期照護網路，使失能者獲得連續性照護。其基本理念與目的，在於著重居家照護，維護家庭功能，使無自顧能力老人能於家中及社區中就近得到適當的健康服務及生活照顧，並於必要時提供機構式照護，以促進老人長期照護之生活品質與尊嚴。除此之外，有鑑於健康促進對長者身心健康維繫的重要性，開辦社區高齡者健康促進學院的作為，具有積極及必要性。

發展社區高齡者健康促進體系是刻不容緩的使命，尤其是處於邁向高齡化的社會，這樣的需求更是殷切。而發展社區高齡者健康促進體系絕不能僅以單一健康保健領域為出發點，必須要結合長期照護體系與醫療體系，形成周密的健康促進醫療照護體系，滿足長者的健康需求。爰此，將在各地設置的「衛生所」、「長期照護管理中心」、「居家服務支援中心」、「老人福利服務中心」、「社區照顧關懷據點」、「居家照顧據點」等單位元，全部力量加以整合，提供在健康促進、長照服務、復健醫療、照護預防上多方合作。提供與推動各項社會服務措施應較能符合社區居民之需求；有助於居住在不同社區的老人們之不同照顧問題與需求。達成高齡者能「在社區內獲得照顧」和「由社區提供必要照顧」。

表 12-8　高齡者健康促進醫療照護的作為

項目	宗旨	內涵
在社區內獲得照顧	需要照顧者在社區內小型服務機構或者住所中，獲得專業人員的照顧，屬於正規照顧的範疇。以去除機構照顧的不足，將原本由機構提供的專業服務轉向社區提供，改善需要照顧者的生活。	社區內照顧以需要照顧者的利益為著眼點，強調在社區內為需要照顧者提供全面性的服務。以裨益需要照顧者處於熟悉的社區。 1. 把遠離社區的大型機構搬回社區。 2. 把社區內的大型機構改建為小型機構。 3. 強化和充實社區原有的照顧功能。

由社區來提供照顧	是指社區內的人士，如家人、親友、鄰居、志工等，為需要照顧者提供的照顧。需要照顧者也可以為他人提供照顧。	1. 需要對社區居民進行社區照顧的培訓，使其掌握社區照顧的知識和基本技能、技巧。 2. 社區居民其自身財力有限，政府應當為其參與非正規照顧提供一定的支援。 3. 社區居民尤其是需要照顧者參與非正規照顧可以促進專業人士提升服務水準和質量，從而實現非正規照顧和正規照顧的良性互動。

（資料來源：作者整理）

　　社區健康促進醫療照護的網絡系統，正如同部分福利先進國家推動「中期照護的服務模式」，是依據病患的需求組合各種照顧服務資源。另外一個重要的目的，是讓病患透過這樣的服務避免從急性醫院出院後，便因為無法自理生活而入住安養護機構，而是必須在出院前便妥善安排積極的身體功能回復治療，以便重新回到獨立自主生活的狀況。社區中期照護自發展以來，各種模式都不斷的在發展中，而其中一項最重要的便是社區醫院的轉型。在社區健康照護的部分，中期照護在概念上亦具有相當大的轉變，建立「step down」健康照護機構與「step up」社區的照護功能被認為具有相當的功能。

　　這些福利作為將權利導向的老人福利尤其積極老化的老人福利作為強調：善待老人的福利政策（age-friendly welfare polices）需要跨部門的共同努力，因為它們可預防身心障礙，甚至使身心障礙老人充分參與社區生活。譬如說，政府提供安全的人行道與適當的交通系統，休閒服務單位可提供休閒活動計畫方案幫助老人維持或恢復其行動能力，教育部門可提供終身學習環境方案，社會服務單位可提供助聽器或教導手語使老人能持續的溝通，而健康部門則可提供復健計畫方案與符合成本效益的疾病預防措施。透過傳統社會、老人團體、志願服務、鄰里互助、同輩互動、家庭照顧提供、世代計畫方案與擴展或延伸服務之支持，老人福利政策決策者、非營利組織、私人企業，以及健康和社會服務專業者可以國家與公民社會的夥伴關係之建立，共同促進老人的社會資本或社會網絡的運作。

肆、社區高齡健康的願景

　　近幾年包含德國、日本都開始有新的福利思維出現，美國也在二○○九年的振興經濟方案中看到了這樣的思維，就是強化銀髮族的健康壽命，縮短被照顧的時間，那麼照顧的負擔自然會降低。當健康無法延長時，照顧需求會拖垮財政，而延長健康壽命的方法，除了醫療，就是高齡者的社會參與力。

　　從「疾病壓縮論」的觀點，在生活品質、醫療健康水準提升的條件下，一個人活過六十五歲之後其實還很健康，疾病、失能並不一定會隨著年齡的增加而隨之逐次呈現，而是壓縮在生命的最後一段時間。根據世界衛生組織（WHO）推估，長期照顧的潛在需求約七年到九年之久；以臺灣為例，國人一生中平均需要七點三年的長期照顧，而臺灣老人照顧發生的年齡平均約在七十歲左右，醫療的進步讓疾病轉型成為慢性病，讓平均壽命延長，但我們如果能進一步讓照顧發生的年齡有效往後遞延，如果能夠讓長期照顧的時間從七點三年壓縮為五年，那麼照顧費用將降低三成，不僅財務負擔能獲得有效控制，因此而產生的社會價值與經濟價值更是值得期待。

　　那麼疾病要如何壓縮呢？德國於二○○○年開始的一項計畫中發現，加強老人的「社會參與」，能夠延長老人的健康壽命，而且社會參與力愈強的老人，經濟活動力也愈強，這種自發性消費力的產生，對經濟的效果比政府投入大筆資金發展「銀髮產業」或是「促進消費」還要來得更有效益；預防醫學雜誌二○○八年的一項研究發現，證實社交能力愈好的老人，身心機能均比同年齡的老人來得健康，能關心他人、參與社會或是學習成長的老人，致病、致殘疾病產生的時間也較其他老人來得慢；這些研究驗證了傳統的俗諺與觀念裡面常說的一句話：「活動活動，要活就要動。」愈常

出外活動、參與社會、關心他人、能長保學習心境的老人，活得健康的時間比別人還要長，醫療與照顧的使用也能夠比別人少。

我們將這個觀點應用在政策的制定與推動上，如果能夠積極投入促進老人社會參與力的提升，有效運用高齡人力價值，消除老人參與力的障礙，平均一個老人多健康一年，照顧負擔將減少近百分之十五，這在愈趨高齡的社會，是一個治本的政策。

健康可自行活動的老人不需要高密度的照顧，但需要好的活動空間。因為高齡者與其他年齡層民眾一樣，都需要學習性、豐富性、趣味性的休閒場地，這樣的場地只要有適當的交通規劃，並且有良好的經營管理，服務品質好，自然會吸引人使用。健康不只是衛生部門的責任，所有與交通、居住、環境、賦稅、農業、社會與經濟等健康影響因素有關的各級政府及其各部門，也應負起責任，將健康效應納入其決策、尋求合作及避免產生負面健康效應的施政優先考量要項中，以全體政府（whole-of-government）與全體社會（whole-of-society）上下的動員，促進以人為本的社會發展，共同擔起健康促進與非傳染病防治的責任，才能有效的採取應對措施。是以宜朝向：

表 12-9　健康促進的建設作為簡表

項目	內涵
交通建設	改善交通與公共空間等基礎設施之通用性設計，建構高齡者友善城市。規劃特定交通路線，設置無障礙公車，連結醫療、購物、休閒、活動等高齡者生活空間。改善所有公共空間符合通用設計，包含路標設計、進出口步道規劃、輔助行走設施規劃、空間動線規劃等等，消除行走障礙。推廣友善服務認證，鼓勵營業單位、公司行號等投入高齡者友善服務。
照顧設施	建構多元化照顧設施，普及照顧服務，提高照顧服務的可近性。推動創新科技服務，裝置遠距照顧系統，結合醫療、社區照顧單位，提升居家慢性病照顧服務。普及設置失能日間照顧中心。
日間服務	連結高齡者社區場所，如醫院、農會、老人會、機構等等，規劃設置日間複合式服務設施。
公共建設	運用擴大公共建設經費、投入高齡者基礎建設：參照日本一九九八年國土規劃與產業發展計畫中，將「熟齡世代與熟齡經濟」納入三大發展方向之一。

（資料來源：作者整理）

美國二〇〇九年振興經濟方案中，「發展高齡者基礎建設」是重點項目；當先進國家將高齡者議題不僅視為對人民的照顧，更規劃為經濟未來的發展的重點時，可以透過擴大高齡者基礎建設，包含「建構銀髮示範生活園區」、「改善交通與公共空間等基礎設施之通用性設計」以及「建構多元化照顧設施」，不僅能適切符合社會的現況，更可以藉此提升整體生活品質，強化國家的競爭力。

老人社會參與強調及落實的是「在地老化（aging in place）」，在地老化是指對需要機構收容的老人都不必全靠老人機構收容照顧，除盡量把這些當地老人延長留在家裡與社區由家族、社區居民、在宅服務人員或社區日間照顧中心，共同來照顧外，還包括當地出生一直生活在當地或雖非當地出生，但卻長年生活在該地區，並希望繼續住在當地的老人，而訂定在地老化政策與措施等，由公、民營非營利團體組織或社區全體居民一起來協助老人或照顧老人，使老人過著美滿快樂自主而有尊嚴的生活，有意義的營造一生。

結語

人口結構高齡化已成為全球趨勢，世界衛生組織（WHO）在二〇〇二年即已提出「活力老化」政策框架，以促進高齡者「健康、參與及安全」的生活；經濟合作發展組織（OECD）亦於二〇〇九年提出「健康老化」報告，建議各國高齡化政策應針對維持高齡者生理、心理及社會各方面最適化，使高齡者可以在無歧視環境中積極參與社會。「成功老化」是能落實老人社會參與的作為，結合著生活、經濟、社會的自立與福利措施之外，也能重視老人居住環境與安全、老人就業、老人文康活動、老人照顧以及老人宗教活動等。

參考書目

內政部（2009）。「社區照顧關懷據點便民入口網站」，http://sowf.moi.gov.tw/care/index.asp。

王秀文（2007）。《老人自覺健康狀況、日常活動能力與憂鬱傾向之研究》。亞洲大學健康管理研究所碩士論文。

李宗派（1994）。〈老人醫療照顧與福利政策之展望〉，《社區發展季刊》，65 期，頁77-81。

吳麗貞（2001）。《運動介入對社區老年人健康體能之影響》。國立臺北護理學院護理研究所碩士論文。

邱泯科（2009）。《97 年苗栗縣社區照顧關懷據點輔導紀錄與督導成果報告》，未出版。

高淑芬（2000）。〈老年人的健康促進生活型態與衛生教育〉，《護理雜誌》，第 47 卷1 期，頁 13-18。

梁金麗（2000）。《社區老人生活品質及其相關因素之探討》。國立臺北護理學院護理研究所碩士論文。

陳文喜（1999）。〈政府推展老人休閒活動的預期效益分析〉，《大專體育》，44 期，頁 127-133。

陳嫣芬（2003）。《社區老人自覺健康狀況、身體活動和生活品質之研究》。國立中正大學運動與休閒教育研究所碩士論文。

張蓓貞（2004）。《健康促進理論與實務》，新北市：新文京開發。

張素紅（1995）。《老人寂寞與自覺健康狀況、社會支持之相關研究》。高雄醫學院護理學研究所碩士論文。

黃富順（1995）。〈大學在終生學習社會中所面臨的挑戰與因應〉，《成人教育》，第25 期，頁 6-13。

葉至誠（2012）。《高齡者社會參與》，臺北：揚智。

蔡詠琪（2005）。《成功老化：老年人之生活品質相關因子探討》。國立陽明大學物理治療學系暨研究所碩士論文。

劉乃瑜（2007）。《老年人健康促進與醫療利用關係之探討》。亞洲大學長期照護研究所碩士論文。

謝麗卿（2007）。《臺灣高齡人口健康促進對自覺健康及醫療服務利用之影響》。亞洲大學健康管理研究所碩士論文。

鍾寶玲（2000）。《老年糖尿病患健康促進生活型態及相關因素之探討》。高雄醫學大學護理學研究所碩士論文。

薛曼娜（2006）。〈社區老人權能激發過程之概念分析〉，《護理雜誌》，3（2），5-10。

Beattie, A. （1991）. Knowledge and control in health promotion: a test case for social policy and social theory. In: Gabe J., Calnan M., Bury M.（Eds）. The Sociology of the Health Service, Routledge.

Green, L. W., & Kreutter, M. W.（1991）. Health promotion planning an education and environmental approach. London: Mayfield.

Kaplan, G. A., Seeman, T. E., & Cohen, R. D.（1987）. "Mortality among the elderly in the Alameda County Study: Behavioral and demographic risk factors", American Journal of Public Health, 17.（4.）, 1126-1129.

Pender, N. J. （1987）. Health promotion in nursing practice （2nd ed.）. Norwalk, CT: Appleton-Lange.

Pender, N. J. （1996）. Health promotion in nursing practice. East Norwalk: Appleton & Lange.

Walker, S. N., Volkan, K., Sechrist, K. R., & Pender, N. J. （1988）. "Health-promoting lifestyles of older adults: Comparisons with young and middle-aged adults, correlates and patterns", Advances in Nursing Science, 11.（4.）, 76-90.

秀威經典

實踐大學數位出版合作系列
健康網01　PF0165

社區高齡健康促進

作　　者／葉至誠
統籌策劃／葉立誠
文字編輯／王雯珊
封面設計／王嵩賀
責任編輯／陳佳怡
圖文排版／楊家齊

出版策劃／秀威經典
發 行 人／宋政坤
法律顧問／毛國樑　律師
印製發行／秀威資訊科技股份有限公司
　　　　　114台北市內湖區瑞光路76巷65號1樓
　　　　　電話：+886-2-2796-3638　傳真：+886-2-2796-1377
　　　　　http://www.showwe.com.tw
劃撥帳號／19563868　戶名：秀威資訊科技股份有限公司
　　　　　讀者服務信箱：service@showwe.com.tw
展售門市／國家書店（松江門市）
　　　　　104台北市中山區松江路209號1樓
　　　　　電話：+886-2-2518-0207　傳真：+886-2-2518-0778
網路訂購／秀威網路書店：http://www.bodbooks.com.tw
　　　　　國家網路書店：http://www.govbooks.com.tw

2015年7月　BOD一版
定價：350元
版權所有　翻印必究
本書如有缺頁、破損或裝訂錯誤，請寄回更換

國家圖書館出版品預行編目

社區高齡健康促進 / 葉至誠著. -- 一版. -- 臺北
市 : 秀威經典, 2015.07
　　面；　　公分
BOD版
ISBN 978-986-91819-1-4(平裝)

1. 公共衛生　2. 衛生政策　3. 中老年人保健

412.133　　　　　　　　　　　104008774

讀 者 回 函 卡

感謝您購買本書，為提升服務品質，請填妥以下資料，將讀者回函卡直接寄
回或傳真本公司，收到您的寶貴意見後，我們會收藏記錄及檢討，謝謝！
如您需要了解本公司最新出版書目、購書優惠或企劃活動，歡迎您上網查詢
或下載相關資料：http:// www.showwe.com.tw

您購買的書名：＿＿＿＿＿＿＿＿＿＿＿＿＿＿＿＿＿＿＿＿＿＿＿

出生日期：＿＿＿＿＿＿年＿＿＿＿＿＿月＿＿＿＿＿日

學歷：□高中 (含) 以下　　　□大專　　　□研究所 (含) 以上

職業：□製造業　□金融業　□資訊業　□軍警　□傳播業　□自由業
　　　□服務業　□公務員　□教職　　□學生　□家管　　□其它＿＿＿

購書地點：□網路書店　□實體書店　□書展　□郵購　□贈閱　□其他

您從何得知本書的消息？

　　□網路書店　□實體書店　□網路搜尋　□電子報　□書訊　□雜誌
　　□傳播媒體　□親友推薦　□網站推薦　□部落格　□其他＿＿＿＿＿

您對本書的評價：(請填代號　1.非常滿意　2.滿意　3.尚可　4.再改進)

　　封面設計＿＿＿　版面編排＿＿＿　內容＿＿＿　文／譯筆＿＿＿　價格＿＿＿

讀完書後您覺得：

　　□很有收穫　□有收穫　□收穫不多　□沒收穫

對我們的建議：＿＿＿＿＿＿＿＿＿＿＿＿＿＿＿＿＿＿＿＿＿＿＿

＿＿＿＿＿＿＿＿＿＿＿＿＿＿＿＿＿＿＿＿＿＿＿＿＿＿＿＿＿＿＿

＿＿＿＿＿＿＿＿＿＿＿＿＿＿＿＿＿＿＿＿＿＿＿＿＿＿＿＿＿＿＿

＿＿＿＿＿＿＿＿＿＿＿＿＿＿＿＿＿＿＿＿＿＿＿＿＿＿＿＿＿＿＿

11466
台北市內湖區瑞光路 76 巷 65 號 1 樓

秀威資訊科技股份有限公司　　　收

BOD 數位出版事業部

....

（請沿線對折寄回，謝謝！）

姓　　名：＿＿＿＿＿＿＿＿　年齡：＿＿＿＿　性別：□女　□男

郵遞區號：□□□□□

地　　址：＿＿＿＿＿＿＿＿＿＿＿＿＿＿＿＿＿＿＿＿

聯絡電話：(日)＿＿＿＿＿＿＿＿　(夜)＿＿＿＿＿＿＿＿

E-mail：＿＿＿＿＿＿＿＿＿＿＿＿＿＿＿＿＿＿＿＿